はじめに

腰痛と坐骨（ざこつ）神経痛——。

このありふれた症状に対して、現代の医療はつい最近まで治し方の明確な答えを示せずにきたのかもしれません。

医療が発達した今もなお**腰痛が3000万人を悩ます国民病**となっていることが、そのことを物語っているでしょう。

腰痛を根本から治せる手術以外の決定的な治療法がなかったことはもとより、腰痛はそもそもなぜ起こるのか、そのメカニズムさえも、実はあまりよくわかっていなかったのです。

ひと昔前まで「腰痛の85%は原因不明」が医師の間でも常識で、レントゲンやMRI（磁気共鳴断層撮影）を駆使して背骨の器質的な異常（変形や変性）は見つけられても、痛みを直接引き起こしている腰痛の本当の発痛原因を特定することは実は容易

ではありませんでした。

決め手となる治療法もあまりなく、鎮痛薬やブロック注射で痛みを一時的に抑えつつとにかく様子を見て、ひどく悪化した場合にはやむなく手術を検討する、というのが一般的な治療の流れでした。

ところが近年、腰痛診療は**飛躍的な進歩**を遂げました。問診・身体検査・神経学的所見・画像検査を駆使することにより、**「痛みを直接引き起こしている腰痛の本当の発痛原因」をほぼ確実に特定できる**ようになり、適切な治療を施せるようになったのです。

中でも、治療面で特に大きな注目を集めているのが**「運動療法」**です。「スポーツ医学」の研究が進んだ結果、「腰痛には安静」という従来の常識が覆され、病状によっては、**運動療法を積極的に行うほうが治りがよくなる場合が多い**ことがわかってきたのです。**運動療法によって、私たちの体に本来備わっている運動機能や自然治癒力を引き出すことが、腰痛を根本から治すことにつながる**、そのことがようやく多くの医師の共通認識となってきたわけです。

運動療法というと、一見して原始的な方法のように見えるかもしれません。しかし、運動療法の効果については現在、国際学会でも国内学会でも**最先端の研究分野**の一つに位置づけられ、研究発表や議論が活発に交わされています。

まさに、「エクササイズ・イズ・メディシン」、「運動は薬になる」のです。

例えば、**腰痛が慢性化してしまうのは、多くの場合、誤った体の使い方、腰の動かし方のクセによって腰椎（ようつい）（背骨の腰の部分）の同じ部位にくり返し過度の負担（メカニカルストレスという）がかかり、傷んで炎症が生じているのに、さらにその部位をくり返し使うからです。**

では、どうすればいいか、答えは簡単でしょう。**クセを正し、慢性的な炎症が起こっている部位を使わないようにして守ればいい**のです。

そうしたふだんの体の使い方、腰の動かし方のクセを正すのに効果的な方法が、運動療法です。**誤った体の使い方、腰の動かし方のクセを正し、腰椎の患部に一点集中していた負担を分散する。そうして炎症を鎮静化することが、慢性化した腰痛と根本から決別することにつながる**のです。

これは、神経への物理的な圧迫によって生じる**坐骨神経痛や下肢（かし）のしびれでも同様**です。誤った体の使い方や腰の動かし方のクセによって坐骨神経あるいは腰部の脊髄（せきずい）神経のどこかが物理的に圧迫されると、私たちは坐骨神経痛や下肢のしびれを感じます。それを防ぐには、運動療法によって体の使い方や腰の動かし方のクセを正し、患部に集中する負担を分散することにより、**坐骨神経あるいは腰部の脊髄神経への圧迫を起こらないようにする**ことが重要なのです。

くわしくは後述しますが、**腰椎椎間板ヘルニア**では**椎間板内圧の増大で前方からの神経圧迫**が生じ、**腰部脊柱管狭窄症**では**椎間関節や黄色靭帯の肥厚による後方からの神経圧迫**が問題になりますが、**運動療法でこのクセを正せば、つらい坐骨神経痛も、こま切れにしか歩けなくなる間欠性跛行の症状もしだいに改善**していくものです。

腰痛・坐骨神経痛が重症化して、運動療法だけでは対処できなくなった場合も安心してください。今では、手術技術が発展し、**体の負担が極小の手術**で患部を治療できる時代になっています。

腰椎の手術といえば、かつては大がかりな切開手術が必要でしたが、今では患者さんの体の負担が少ない**「内視鏡手術」**の適応範囲が大きく拡大されました。しかも驚くべきことに、**全身麻酔が必要だった内視鏡手術が、多くの症例で「局所麻酔」で行える**ようになっているのです。

ここ十数年の腰痛診療の変化には、まさに目を見張るものがあります。

本書では、国内外の最新研究を通して得た知見から、**今、考えうる最善・最高の腰痛・坐骨神経痛対策を、みなさんにお伝えしたい**と思います。本書を読めば、**腰痛・坐骨神経痛の原因究明の方法**はもちろん、**原因に応じた適切な運動療法のやり方も、治療の正しい選び方**もくわしくわかるでしょう。

最近は、インターネットなどでも、腰痛の情報が手軽に見られるようになりました。しかし、本書ほど**体系的かつ具体的に腰痛・坐骨神経痛の最新情報を一般の方にわかりやすく伝える情報源**はおそらくほとんどないと思います。ぜひ、腰痛に悩む人たちに本書の情報を共有していただき、一人でも多くの方々が腰痛・坐骨神経痛のつらい悩みから解放されることを願っています。

もういつまでも腰痛・坐骨神経痛で悩まされるのはやめましょう。そのために、これから紹介する**徳島大学病院式運動療法「1分ほぐし」**をぜひ多くの方々に役立ててほしいと思います。

徳島大学医学部運動機能外科学（整形外科）教授　西良浩一

もくじ

第4章

8大原因別の治し方 鎮痛薬→ブロック注射→手術だけの従来型治療では根治は困難！主役は運動療法！ 腰痛・坐骨神経痛の8大原因別「私が考えるベストの治し方」公開

第5章 腰痛・坐骨神経痛を治す運動療法は「鍛える」から「整える」時代に！ 腰椎に一点集中する負担を分散し今ある痛みを高い再現性で除く全腰痛共通の「1分ほぐし」 75

第6章 腰を前に曲げると痛む前屈時痛タイプの腰痛・坐骨神経痛は、腰が過度に曲がるのを抑える1分ほぐしでらくらく軽快 95

第9章

第1章

知らないと後悔！
3000万人の国民病**腰痛**は
85%が原因不明とされたが
今は原因を**90%以上特定**でき
難治の**坐骨神経痛**も治せる時代

腰痛は日本最大の国民病！年間医療費は「職業性腰痛」だけでもなんと800億円超

腰痛とは、医学的には「胴体（体幹）の背中側で、肋骨の一番下とお尻の下のシワの間で起こる痛みで、少なくとも1日以上続くもの」をいいます（次ページの図参照）。痛みは、片側または両側の下肢にまで及ぶこともあります。

痛みの期間（発症からどれくらい続いているか）で分類され、**発症から4週間未満のものを「急性腰痛」**、**3ヵ月以上続くものを「慢性腰痛」**、両者の中間（4週間〜3ヵ月未満）を「亜急性腰痛」といいます。

40歳以上の日本人の腰痛の有病率は38％[*1]、腰痛に悩む人は**2800万人**とも**3000万人**ともいわれます。厚生労働省の国民生活基礎調査（2022年）でも、有訴者率（病気やケガで自覚症状がある人の割合）のトップは、男女ともに腰痛でした。さらに、同じ姿勢を長時間続けたり、重い物を頻繁に持ったり、寒冷な環境で作業をしたりといった、仕事からくる「職業性腰痛」だけでも、日本人は、**年間約821億円**[*2]

＊1 Yoshimura N, et al. Prevalence of knee pain, lumbar pain and its coexistence in Japanese men and women: The Longitudinal Cohorts of Motor System Organ (LOCOMO) study. J Bone Miner Metab. 2014 ; 32: 524-32.

もの医療費を支出しており、しかも増加傾向にあるとされています。

腰痛は病名ではなく、「腰が痛い」という症状を示す言葉です。しかし、これほど多くの人が腰痛に悩んでいる現状から、腰痛は、**わが国最大の「国民病」**といっても過言ではないでしょう。

腰痛の定義

腰痛＝体幹（胴体）の後面で、第12肋骨とお尻の下のシワ（殿溝下溝）の間で起こる痛み

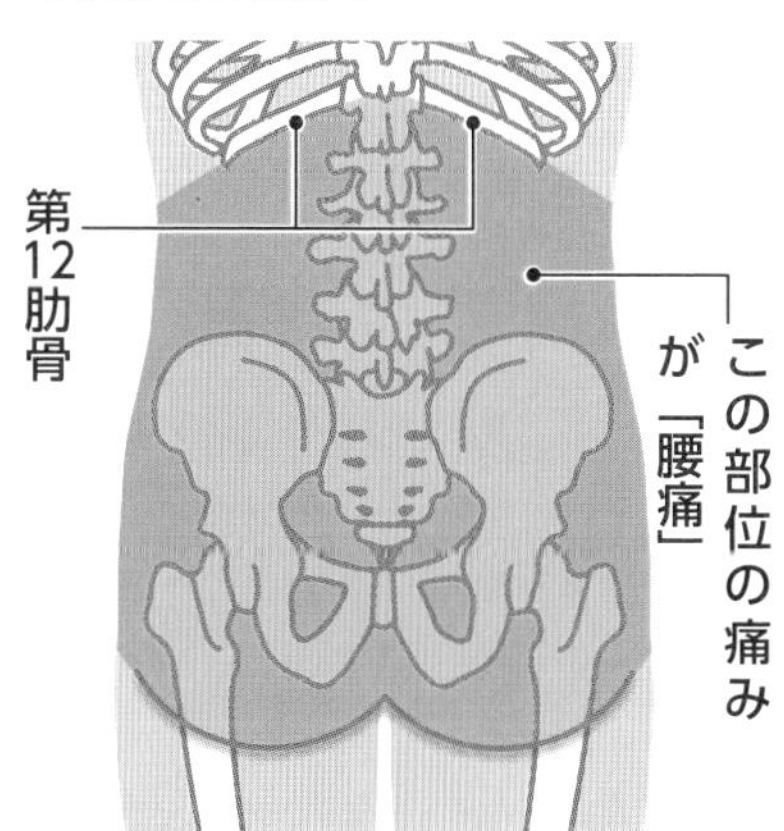

発症からどれくらい痛みが続いているかで分類され、4週間未満の腰痛を「急性腰痛」、3ヵ月以上持続する腰痛を「慢性腰痛」という。4週間以上3ヵ月未満の腰痛は「亜急性腰痛」という。

男女別に見た有訴者率の上位5症状（複数回答）

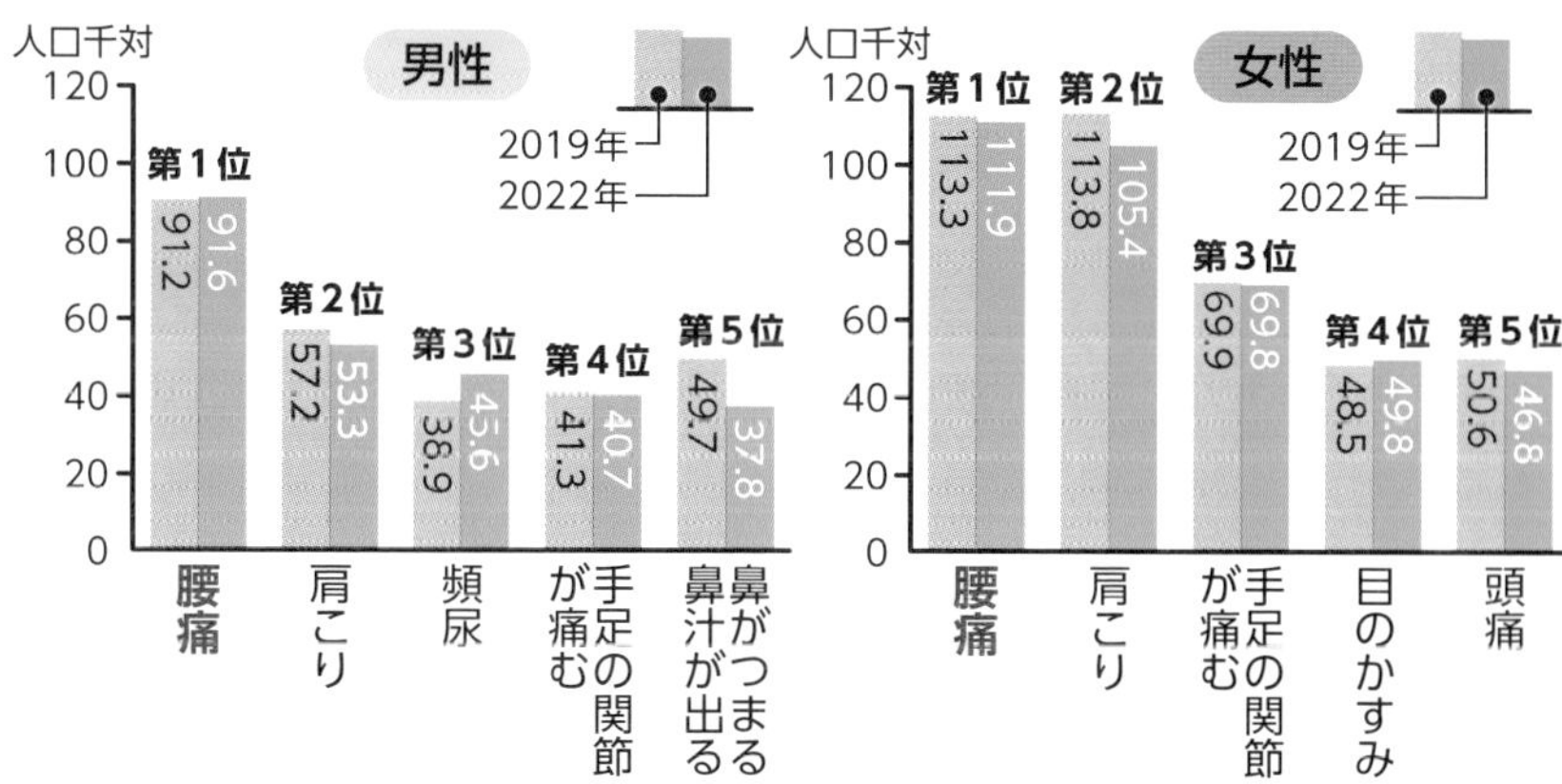

注：有訴者には入院者は含まないが、有訴者率を算出するための分母となる世帯人員には入院者を含む。
出典：「2022年国民生活基礎調査」厚生労働省。有訴者＝病気やケガなどで自覚症状のある人。有訴者率＝人口1000人当たりの有訴者の比率。

＊2 Itoh H, et al. Estimates of annual medical costs of work-related low back pain in Japan. Ind Health. 2013; 51: 524-9.

腰痛はありふれた症状なのに数年前まで謎だらけだったため慢性化して治療難民になる人が今なお多い

腰痛は、多くの人が悩んでいるありふれた症状であるにもかかわらず、長い間、その大半の原因は謎(なぞ)とされ、専門医の間でも「腰痛の85%は原因不明」といわれてきました。

実際は、85%を占めるといわれていたのは**「非特異的腰痛」**(30ページ参照)という腰痛でした。これは文字どおり、「特異的腰痛ではない腰痛」のことをいいます。

では**「特異的腰痛」**は何かというと、**「危険信号(レッドフラッグ=内臓疾患(しっかん)や感染症、がんなどの重い病気が原因で起こっている腰痛の可能性を示す症状)**や、**下肢(かし)にしびれ・痛み・筋力低下などの症状がある腰痛」**(30ページ参照)をいいます。

つまり、非特異的腰痛とは、「緊急性を要するようなレッドフラッグの腰痛」や、「下肢にまで症状が及ぶ腰痛」以外の、単なる「腰の痛み」を示すものであって、必ずしも原因不明という意味ではありません。

それにもかかわらず、米国の古い論文の「腰痛のうち85%は非特異的腰痛で、画像診断をしても原因がわかりにくい」という記述が伝わる過程で、「非特異的腰痛＝原因不明の腰痛」と認知されるようになっていたのです。

以前は専門医の間でも、腰痛は謎だらけで確実な原因究明が難しい症状であると、一定の常識のように扱われる時代も確かにありました。論文が書かれた当時はＭＲＩ（磁気共鳴断層撮影）の画質が悪かったことや、レントゲンの画像も腰痛の診断にはあまり役に立たなかったという理由もあるでしょう。

しかし、ＭＲＩなどの画像診断をはじめとする医療技術がめざましく進歩した現代においては、非特異的腰痛といわれていた腰痛の多くは、もはや謎ではありません。**多くの腰痛は原因を特定でき、それに応じた適切な治療やセルフケアで根治をめざせる時代**になっています。

ところが、残念なことに、**今もなお原因が特定されないまま、従来からある対症療法（根本原因ではなく症状を和らげる治療）を漫然と続け、腰痛が慢性化するケースが後を絶ちません。**

そのため、**症状を根本的に改善できる治療法を求めて、あちこちの医療機関を訪ね歩く「治療難民」になる人が今も多い**のが現状です。

＊Deyo RA. et al: What can the history and physical examination tell us about low back pain? JAMA. 1992;268(6):760-5.

腰痛が難治なのは原因が多数あり画像検査頼みの診察では特定が難しく治療の決め手も少なかったため

腰痛を引き起こす原因部位は脊椎（せきつい）（背骨）とその周辺の運動器（体を支えたり動かしたりする骨・筋肉・関節・神経など）だけではなく、多数あります（次ページの表参照）。つまり、腰が痛む原因はすべて腰にあるとはかぎらず、脳や内臓までを含めた体のあらゆる部位に可能性があるのです。これが腰痛の治療を難しくしている一因です。

例えば最初から腰痛のもとになる病気（がんや尿路結石など）が明らかであれば、その病気の治療を行うことで腰痛の改善も期待できます。ただ、それ以外の腰痛の場合は、腰部をレントゲンやＭＲＩ（磁気共鳴断層撮影）で検査すればそれだけで診断できるかというと、話はそう単純ではありません。

手足の骨折ならレントゲン検査で診断でき、対応する治療ができます。しかし、**原因が多岐にわたる腰痛は、痛みのある部位を中心に、問診や視診、身体検査などを丁寧に行って注意深く調べ、原因を推測したうえで、画像検査や神経ブロック注射*など**

＊痛みを感じている神経の近くに局所麻酔を注射し、痛みの信号が脳へ伝わるのをブロック（遮断）して痛みを消す治療。このしくみを利用して、痛みを発している部位を特定する確定診断の検査として神経ブロック注射を行う。

を行うことで確認し、診断を確定するというプロセスが必要です。

ところが現実には、時間的な制約などから丁寧な診察を行う余裕がないために、**実際に腰痛を起こしている本当の原因**が特定されないまま、対症療法として鎮痛薬や物理療法（患部を温めたりマッサージをしたりする治療法）で痛みを和らげるだけの治療が行われがちです。対症療法で腰痛が完治すればいいのですが、原因がわからないままでは治療も決め手を欠き、痛みが慢性化して、難治化することも少なくありません。これが、腰痛が今なお難治とされる大きな要因となっています。

腰痛の原因別分類

❶ 脊椎とその周辺運動器由来

脊椎腫瘍（原発性・転移性腫瘍など）
脊椎感染症
（化膿性椎間板炎・脊椎炎、脊椎カリエスなど）
脊椎外傷（椎体骨折など）
腰椎椎間板ヘルニア
腰部脊柱管狭窄症
腰椎分離すべり症
腰椎変性すべり症
代謝性疾患（骨粗鬆症、骨軟化症など）
脊柱変形（側弯症、後弯症、後側弯症）
非化膿性炎症性疾患
（強直性脊椎炎、乾癬性腰痛など）
脊柱靱帯骨化
筋・筋膜性
脊柱構成体の退行性病変
（椎間板性、椎間関節性など）
仙腸関節性
股関節性

❷ 神経由来

脊髄腫瘍、馬尾腫瘍など

❸ 内臓由来

腎尿路系疾患
（腎結石、尿路結石、腎盂腎炎など）
婦人科系疾患（子宮内膜症など）
妊娠

❹ 血管由来

腹部大動脈瘤、解離性大動脈瘤など

❺ 心因性

うつ病、ヒステリーなど

❻ その他

出典：「腰痛診療ガイドライン2019」日本整形外科学会、日本腰痛学会（南江堂）

腰痛診療はこの数年で飛躍的に進歩し今や90％以上は原因がわかり難治の坐骨神経痛も治しやすくなった

この数年、画像診断技術の革新や研究の積み重ねで、腰痛診療は飛躍的に進歩しました。[*1]日本の整形外科専門医による腰痛原因の詳細な調査でも、原因が特定できない腰痛は22％にすぎないと報告されています。さらに私は、丁寧な診察と画像診断などを駆使して原因究明を徹底すれば、**90％以上は腰痛の原因を特定できる**と考えています。腰痛だけでなく、腰痛と密接なかかわりがあり、お尻や下肢に痛み・しびれが現れる**坐骨神経痛**も同様です。**椎間板外側ヘルニア**や、腰部脊柱管狭窄症のうち**椎間孔[*2]狭窄（外側狭窄）**による坐骨神経痛はこれまで原因がわかりにくかったのですが、画質のいいＭＲＩ（磁気共鳴断層撮影）があれば診断が容易になってきました。ただ、神経学的所見などから脊柱管の外側をしっかりと観察しないと、やはり謎の坐骨神経痛となってしまいます。そんな坐骨神経痛も**徹底した原因究明を行うことで、格段に治しやすくなりました。**

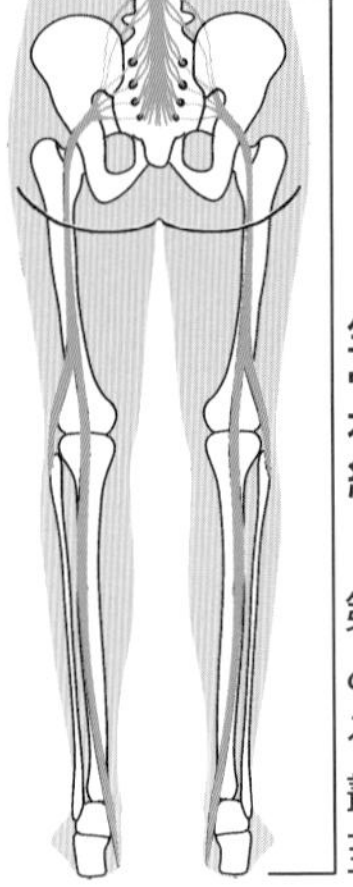

坐骨神経

第4・第5腰椎と仙骨から出る腰仙骨神経叢から足先に至る神経

＊1 Suzuki H, et al. Diagnosis and characters of non-specific low back pain in Japan: The Yamaguchi Low Back Pain Study. PLoS One 2016;11(8):e0160454.
＊2 脊髄から分かれた神経の出口。

第2章

腰痛患者をとにかく減らしたい！
世界的アスリートから高齢者、
脊柱管狭窄症の重症患者さんまで
腰痛・坐骨神経痛難民が多数訪れる
徳島大学式・腰痛克服法大公開

五輪メダリスト、プロ野球選手から高齢者、難民が国内外から殺到する徳島大学
脊柱管狭窄症の患者さんまで腰痛・坐骨神経痛

私が勤務する徳島大学病院の整形外科には、腰痛・坐骨神経痛に悩む患者さんがおおぜい訪れます。中には**オリンピックのメダリスト**、**日本のプロ野球選手**、のちに**メジャーリーガー**となった人もいます。スポーツ選手だけではありません。長年の**腰部脊柱管狭窄症**（背骨の腰の部分の神経の通り道が狭まり、足腰に痛みやしびれが現れる病気）に苦しむ高齢者や、突然の腰痛を訴える少年少女、腰痛のために仕事に支障をきたしているビジネスマンなど、さまざまな人が、日本全国だけでなく海外からも診療に訪れます。先日は、元プロ野球選手のクロマティさんが腰痛の治療で来院したことがニュースになりました。私の友人である米国の脊椎外科医からの紹介でした。

国内外を問わず遠方からも患者さんが訪れるのは、腰痛・坐骨神経痛が慢性化し、難治化して、なんとかいい治療法はないかと切実に求めている人が多いからです。その数の多さから、**原因が特定されずに対症療法のみを続け、思うような治療効果が上**

がらない腰痛・坐骨神経痛の患者さんが今でも多い、ということを実感します。

足腰につらい痛みがあれば、誰もがそこから逃れたいと思います。医療機関を受診しても原因がはっきりわからず、鎮痛薬や物理療法（患部を温めたりマッサージをしたりする療法）で痛みが和らいでいるうちはまだいいとしても、症状が徐々に悪化してきて、手術をすすめられるようになったらどうでしょう。ほかにいい治療法、納得できる治療法はないか、セカンドオピニオン、サードオピニオンを求めて、医療機関を難民のように転々としてしまうこともあるでしょう。

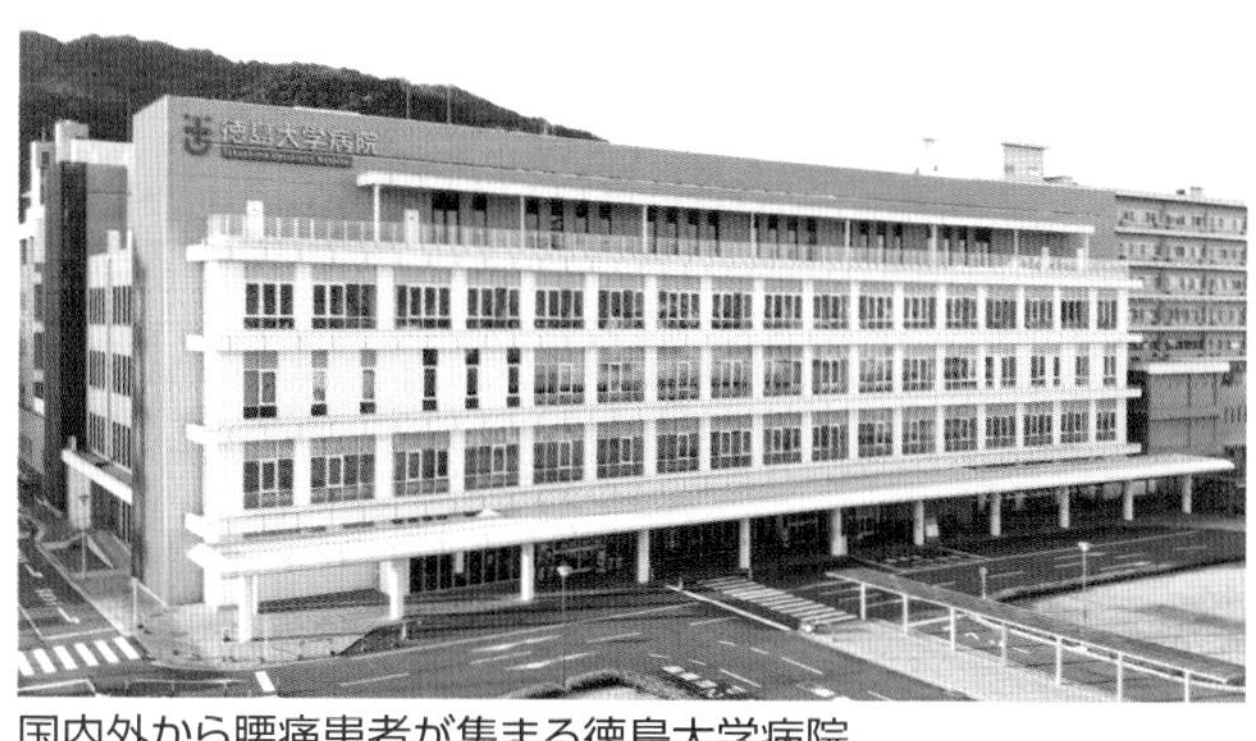

国内外から腰痛患者が集まる徳島大学病院

私は、本当に原因がわからない腰痛はそれほど多くはないと考えています。ただ、**従来型の通り一遍の問診や画像検査ばかりに頼る診察では、腰痛を起こす根本原因を突き止めることはできません。患者さんの話をじっくり聞き、体を念入りに観察して、多角的な検査をすることで初めて、ほとんどの原因を特定でき的確な治療を選択できる**のです。

当病院で数多くの腰痛・坐骨神経痛が完治している事実は、このように丹念な問診と診察の賜物であると自負しています。

徳島大学式・腰痛克服法の第一は丁寧な問診・身体検査による探偵さながらの発痛原因究明診断

私が勤務する徳島大学病院整形外科の腰痛診療で、第一に行うのは**丁寧な問診**です。痛みは本人にしかわからないものですが、患者さんの話をよく聞いてそのつらさに共感することがまず大切です。そして、当事者である患者さんの言葉には、原因究明に役立つさまざまなヒントが隠されている場合が多いものです。続いて行う**運動検査**では、体を動かしてもらいながら痛みのもとを探ります。姿勢や歩き方を観察し、体全体の安定性や下肢（かし）の筋力を見たり、実際に体を動かしてもらってどんな動きで痛みが生じるかを見ます。また、横になった状態で医師が触診したり患者さんの足を動かしたりして、痛みの出方を観察します。さらに、腱（けん）の反射、筋力、感覚障害（しびれ）など神経学的所見も詳細に確認します。私は、**問診や体の診察・運動検査が原因究明で最も大切であり、「腰痛診療は診断が9割」**と考えています。痛みの原因を見誤ったまま対症療法を続け、いつまでもよくならない人は意外にたくさんいます。場合によっては「手術を受けたのによくならない」ということもあります。

現代の画像検査の技術はすばらしいものですが、それだけに頼ると痛みの原因を見誤ります。丹念な問診と実際の体を診ることで痛みの発生源を推測し、その後に画像検査などで確認すれば原因発見の精度が高まり、**痛みの発生源**がくっきりと浮かび上がってきます。その過程は、真犯人に迫る探偵に似ているかもしれません。

徳島大学式発痛原因究明の流れ

問診

- 痛みについてくわしく聞く
- 下肢の痛み・しびれの有無や病歴、生活習慣（喫煙・飲酒、スポーツなど）の確認

視診・触診・身体所見・運動検査

- 姿勢や歩き方、座り方など、体の動かし方を観察する
- 各部位を押したり、体を動かしたりしながら観察する

異常のある部位を推測

画像診断（MRI、レントゲンなど）ブロック注射

画像検査で診断がつかない場合はブロック注射で原因部位を特定

MRIによる画像診断の例

MRI 画像には主に「T1」「T2」「STIR」の 3 種がある。このうち STIR は痛みのもとになる炎症を見つけるのに適しており、一般的な T1、T2 のほかに STIR 画像を調べるようにすると、腰痛の本当の原因の発見につながる。

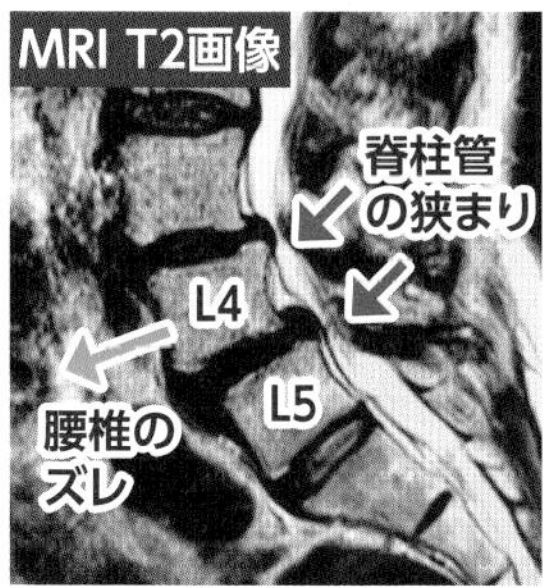

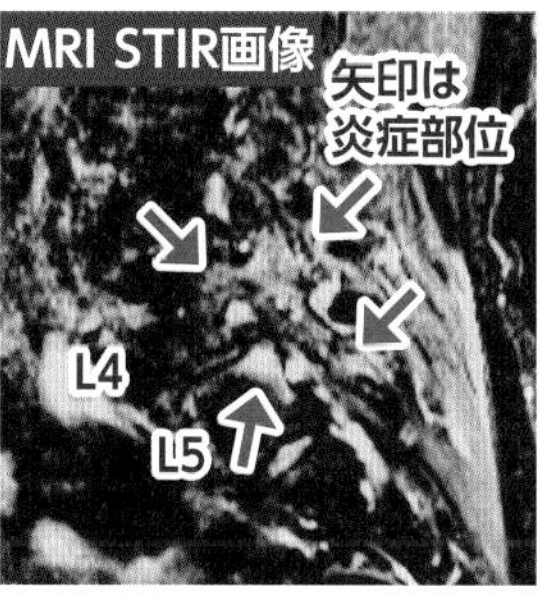

T2 画像(左)で腰椎椎骨のすべりや脊柱管の狭窄がわかり、ほかの病院で「腰椎がずれて脊柱管が狭まった腰部脊柱管狭窄症」と診断された例。しかしこの患者さんには下肢の痛み・しびれの症状がなかったため、脊柱管の狭窄は腰痛の原因ではないと推測。STIR 画像（右）を調べたところ、腰椎の背中側の椎間関節に炎症が起きており、それが痛みの原因と判明。T2 画像には映らない STIR の異常（椎間関節の炎症）が腰痛の本当の原因だった。

第二は発痛原因に応じて体の正しい使い方・動かし方を学ぶ世界注目のピラティスなど運動療法の徹底

徳島大学病院と徳島県内の5つの関連施設[*1]、計6病院の整形外科では、腰痛をはじめとする運動器（身体運動にかかわる骨・筋肉・関節・神経などの総称）疾患の治療の一環として、**ピラティスを取り入れた運動療法**[*2]に力を入れています。

ピラティスは、第一次世界大戦時の負傷兵のリハビリとして行われていたのが起源とされ、**体幹（胴体）深部にある筋肉を正しく使って背骨を安定させ、姿勢と動作を正すことを重視**します。まさに**腰痛のリハビリにうってつけのエクササイズ**です。

ひと言で腰痛といってもさまざまな原因がありますが（17ジペー参照）、ピラティスには体の多彩な動かし方があり、さまざまな原因から起こる腰痛にも対応でき適切なリハビリを行うことができます。運動の効果を上げるには、病状に応じた正しいやり方を身につける必要があるため、徳島大学病院のリハビリテーションセンターでは、リハビリの専門医を中心として、整形外科専門医、理学療法士、作業療法士といった専

＊1 阿南医療センター（阿南市）、稲次病院（藍住町）、きたじま田岡病院（北島町）、田岡病院（徳島市）、美摩病院（吉野川市）

徳島大学病院リハビリセンターの運動療法

(写真：徳島大学病院リハビリテーションセンター)

マットピラティス

床に敷いたマットの上で、寝ながら行えるような簡単なエクササイズが中心。患者さんが正しいやり方を身につけ、自宅でも継続して行えるように、スタッフがサポートする。

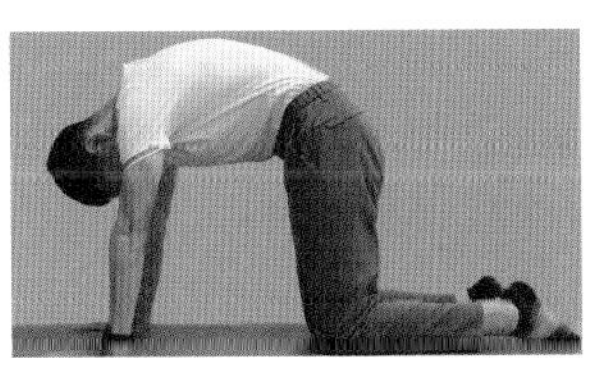

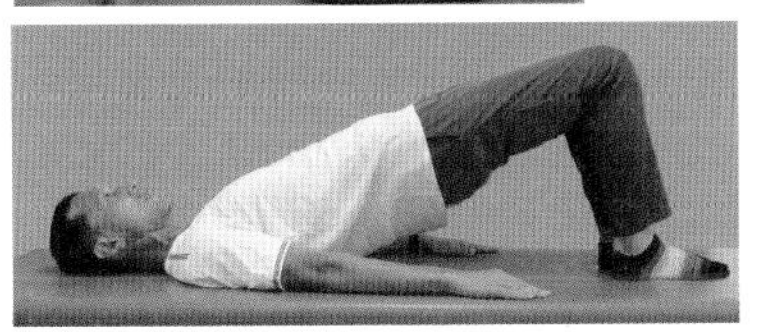

マシンピラティス

専用の器械を使い、患者さんの身体状況に合わせて負荷の調節や姿勢の選択が可能。体に負担をかけることなく筋力や柔軟性の向上をめざせる。センターではスタッフが適切な使い方を指導する。

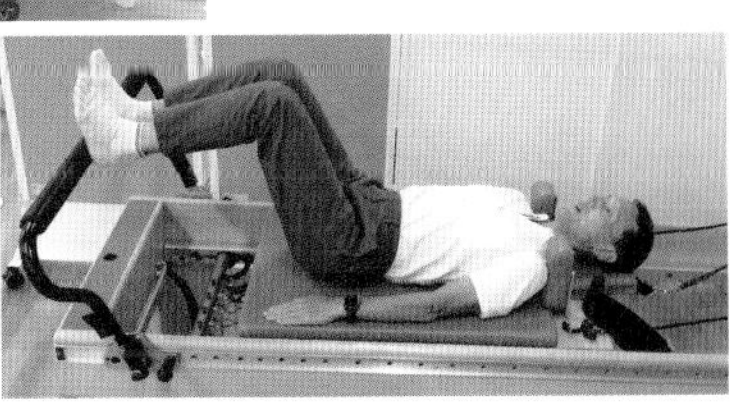

門職が連携して、きめ細かな指導を行っています。

ピラティスには、大きく分けて**マシンピラティス（専用の器械を用いる）**と**マットピラティス（床に敷いたマットの上で行う）**があります。

マシンピラティスは体の状況に合った姿勢を選べ、負荷の調整もできるので、運動に不慣れな初心者や高齢者でも比較的安全に、本来の正しい体の動かし方を修得することができます。

ただ、日本ではまだピラティスが十分に浸透しておらず、マシンピラティスを行える病院やクリニックはかぎられています。

そこで、ピラティスを運動療法として継続して実施していくためには、マットピラテ

＊2 リハビリ（リハビリテーション）＝運動療法や物理療法（装具療法、温熱療法など）で、病気やケガによって受けた障害からの回復を図る治療。

イスも欠かせません。マットピラティスは、本書で**「1分ほぐし」**として紹介しているような、**ヨガマットや布団の上で寝ながら行える簡単な方法が中心**です。正しいやり方を覚えれば自宅でもでき、継続しやすいというメリットがあります。

リハビリ用ピラティスマシンと使い方の例

器械は1台でいろいろな使い方がある。写真は一例。

（写真：徳島大学病院リハビリテーションセンター）

リフォーマー

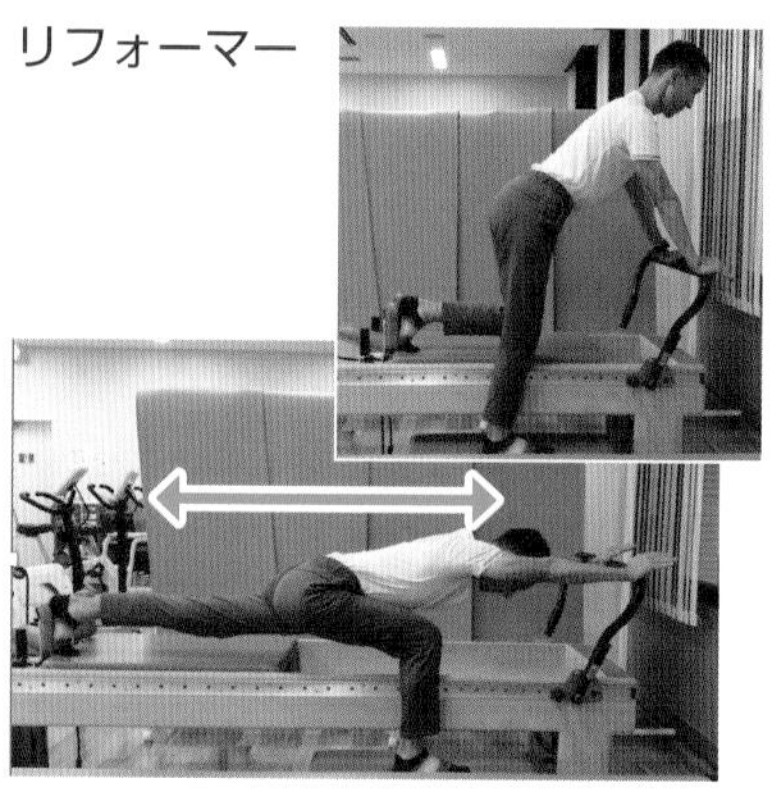

スパインコレクター

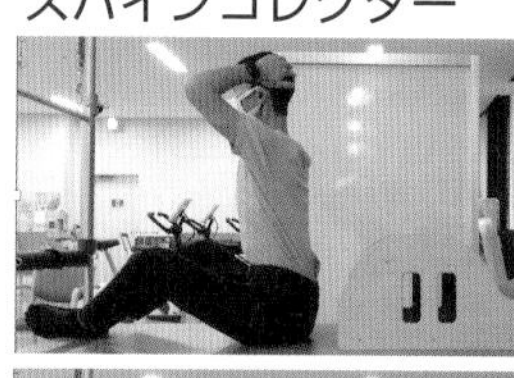

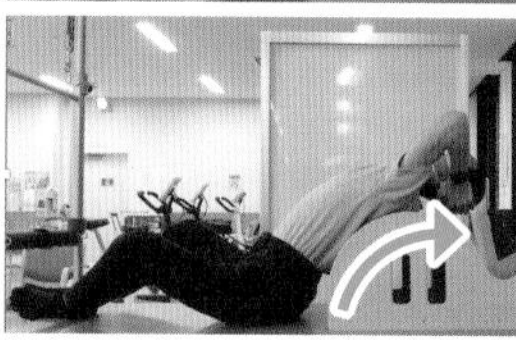

トラピーズテーブル

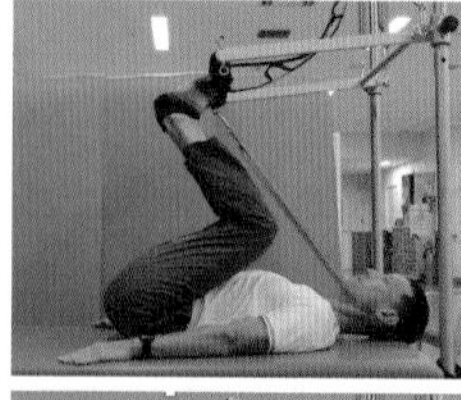

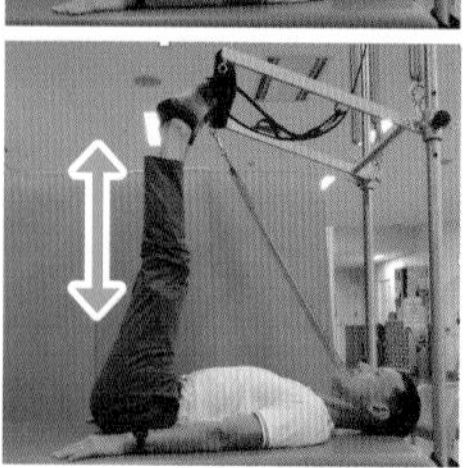

チェア

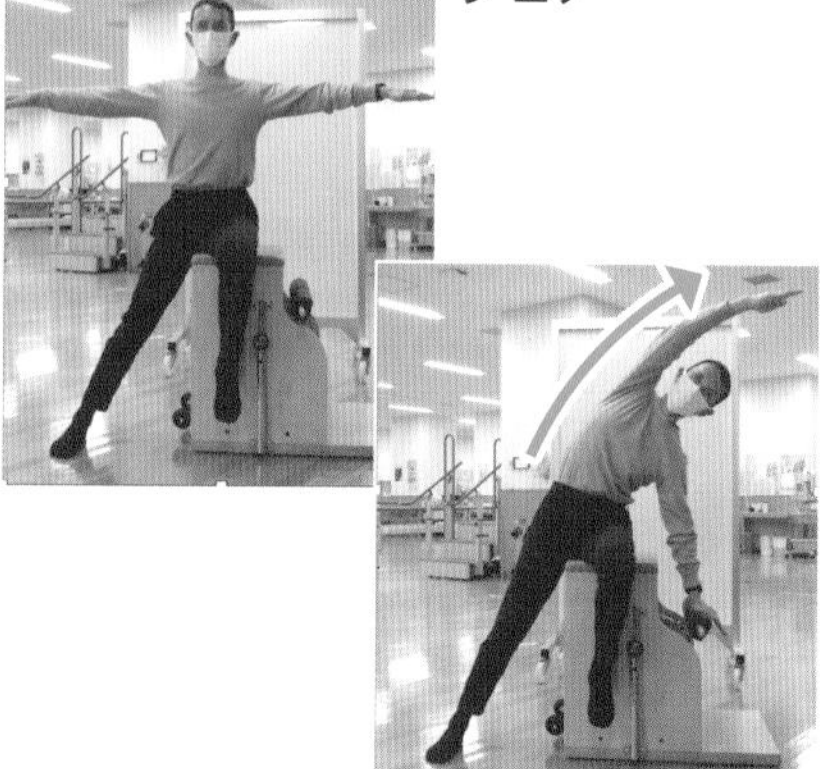

ラダーバレル

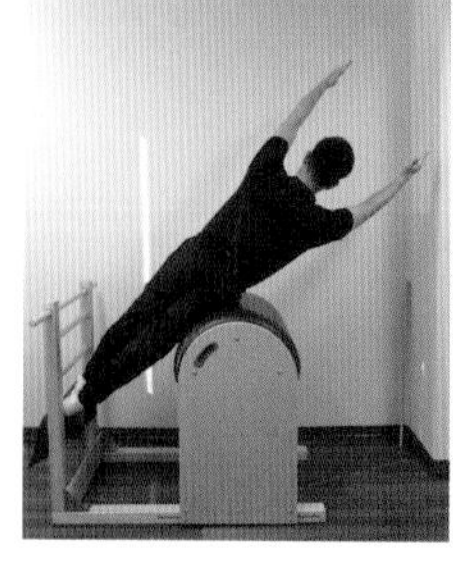

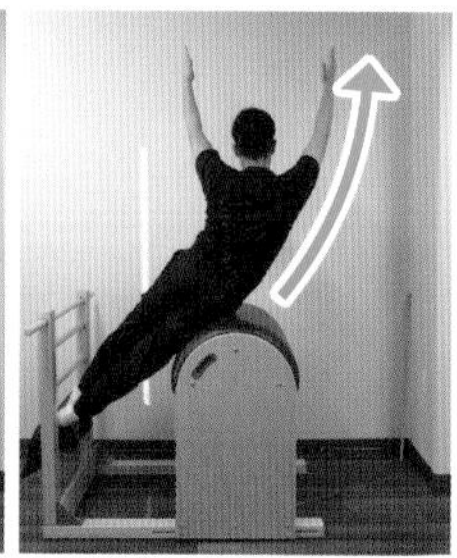

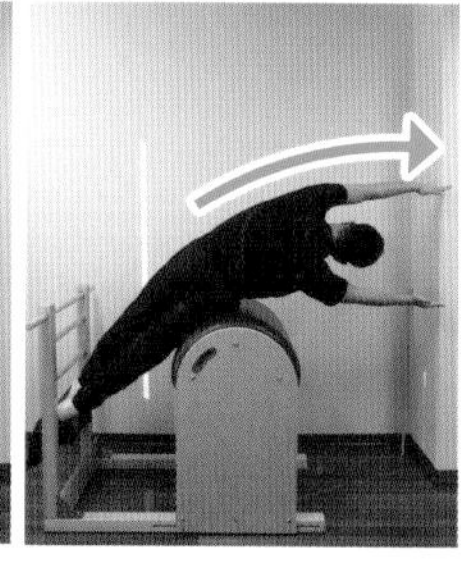

第三は全身麻酔や筋肉切開が最小で体の負担が極小の局所麻酔の内視鏡手術と再発しない体づくり教育

慢性腰痛の治療法として私が最も重視するのは、運動療法です。**腰痛は、日常生活を送るうちに、腰椎（背骨の腰の部分）への負担が蓄積して発症することが多い**からです。**適切な運動療法を実践して日常的な体の使い方を正すことで、長年悩んだ腰痛を克服し、手術を回避できる患者さんはおおぜいいます。**しかし、保存療法*で痛みが改善しなかったり、腰痛以外に下肢のマヒや歩行障害、さらには排尿・排便障害が現れたりといったケースでは、手術が必要になることもあります。

当院では、**通常は全身麻酔が必要となる腰椎の手術を、局所麻酔下・全内視鏡手術で行っています。**局所麻酔で行う内視鏡手術には数々のメリットがありますが、まず、**高齢者や循環器・呼吸器などに持病のある人も受けられる**という点があげられます。高齢で体力が低下している場合や、持病があって術中・術後に合併症（心筋梗塞や肺炎など）を招くリスクがある場合には、全身麻酔での手術が受けられませんでし

＊ 薬物療法や運動療法など手術以外の治療法。

たが、局所麻酔であれば手術が可能です。

また、内視鏡手術では、患部をごく小さく切開するだけですむので、**患者さんの体への負担が格段に小さい**という特長があります。出血がわずかで、筋肉や神経といった大事な組織に与える影響も少なくてすみ、術後感染症などの合併症のリスクも極めて小さくなります。術後の痛みが軽く、入院期間が短くなり、**日常生活への復帰も早くなる**というメリットもあります（最新の手術についてくわしくは第9章参照）。

もう一つ、内視鏡手術なら傷口が小さいため、**術後早いうちからリハビリに取り組むことが可能**です。これにより術後の安静による筋力・体力の低下を防げるのはもちろん、再発予防のためのリハビリに早くから取り組めるという利点もあります。

腰痛の術後のリハビリは、**単に回復をめざすだけでなく、将来の再発を予防するために行うことが特に大切**です。たとえ手術で痛みが解消したとしても、以前と同じような体の動かし方をしていては、再発する可能性が高くなります。**腰痛の場合、日常的な姿勢や体の使い方、動かし方のクセが発症や悪化に大きく関係するので、術後こそ誤ったクセを正すことが非常に重要**なのです。当院では**「再発しない体づくり」**を主眼としてリハビリを行っており、その成果として、術後、腰痛と完全に決別し腰痛知らずの体を維持できる患者さんがどんどん増えています。

第3章

腰痛治療は確定診断から始まる

実際の発痛原因さえわかれば腰痛・坐骨神経痛の治癒率が大幅アップ！痛み・しびれの本当の原因が自分でも見つけられる「徳島大学式・腰痛診断チャート」

最初に危険な腰痛・坐骨神経痛を鑑別！危険信号「レッドフラッグ」に該当しないかを専門医に確認

腰痛・坐骨神経痛の治療を行うには、整形外科専門医を受診し、原因を特定することが重要です。私は、**腰痛治療は確定診断から始まる**と考えています。あたりまえのことですが、正しい診断ができて初めて的確な治療が始められるのです。

実際の診察ではまず丁寧に問診を行い、患者さんの腰痛を、**❶重い病気の可能性（レッドフラッグという）がある特異的腰痛、❷下肢症状のある特異的腰痛（原因の特定を急ぐべき腰痛）、❸非特異的腰痛（原因の特定を急がない腰痛）**のうちのどれに当てはまるかを鑑別（見分け）します。

3つのうち最も注意しなければならないのは、❶重い病気の可能性がある特異的腰痛で、診断を急いで確定し、原因となる病気を直ちに治療する必要があります。❶に当てはまるかどうかは**レッドフラッグ（危険信号）**の有無で判断されます。レッドフラッグが疑われる病気には、32ジペーの表のようなものがあります。整形外科以外の治療

腰痛の診断手順と鑑別

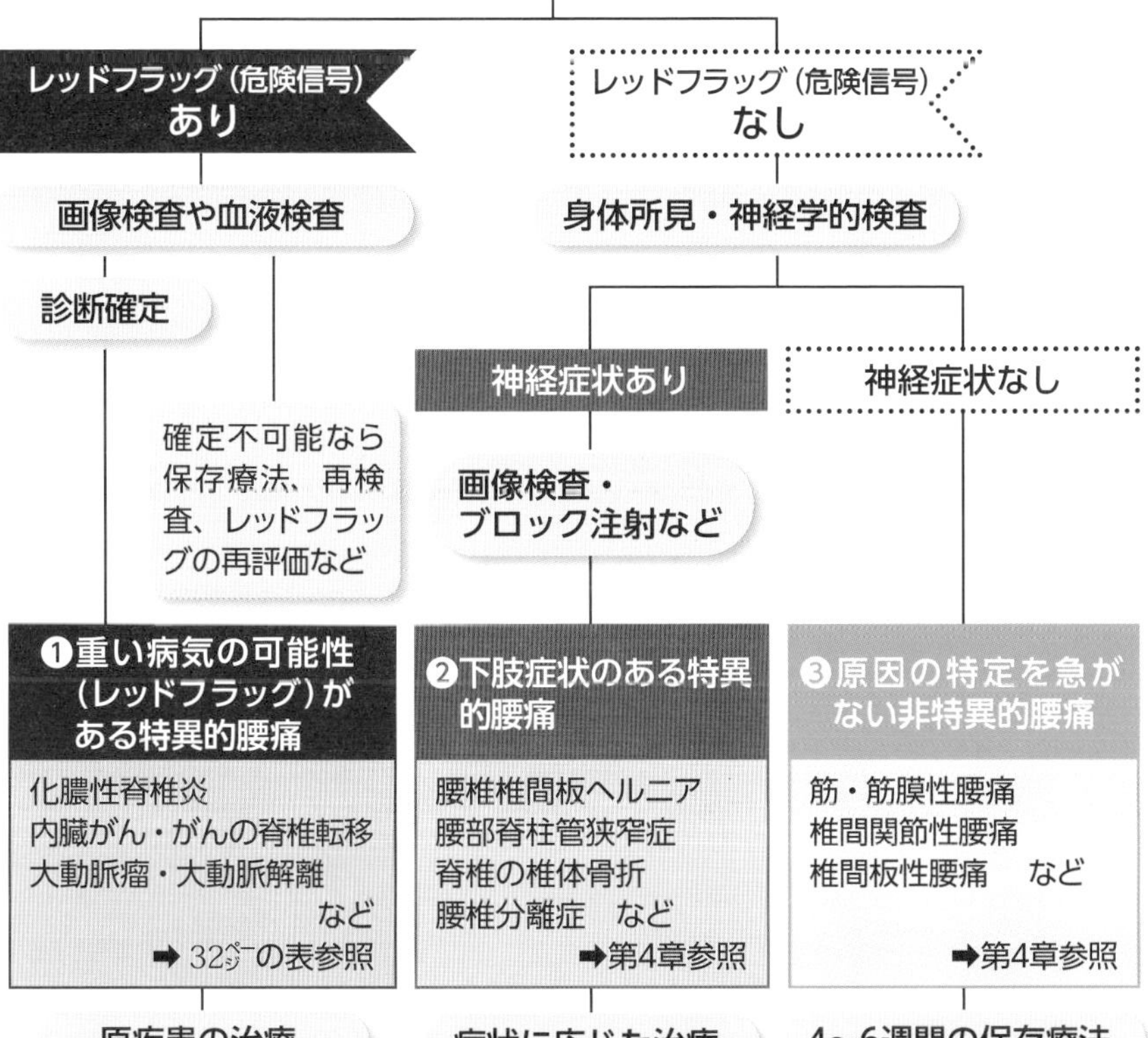
腰痛
腰痛患者に最初に行うのは問診のみ。その後、身体所見、神経学的検査、画像診断が行われる
専門医による丁寧な問診
レッドフラッグ（危険信号）の有無を確認
・時間に関係なく、また、安静にしていても痛む
・胸部に痛みがある
・がん、ステロイド治療、HIV感染の既往がある
・栄養不良がある
・体重減少が見られる
・広い範囲に神経症状がある
・構築性脊柱変形（側弯症や後弯症など脊椎がゆがむ病気）が見られる
・発熱している
レッドフラッグ（危険信号）あり
レッドフラッグ（危険信号）なし
画像検査や血液検査
身体所見・神経学的検査
診断確定
確定不可能なら保存療法、再検査、レッドフラッグの再評価など
神経症状あり
神経症状なし
画像検査・ブロック注射など
❶重い病気の可能性（レッドフラッグ）がある特異的腰痛
化膿性脊椎炎
内臓がん・がんの脊椎転移
大動脈瘤・大動脈解離
など
➡32ページの表参照
❷下肢症状のある特異的腰痛
腰椎椎間板ヘルニア
腰部脊柱管狭窄症
脊椎の椎体骨折
腰椎分離症　など
➡第4章参照
❸原因の特定を急がない非特異的腰痛
筋・筋膜性腰痛
椎間関節性腰痛
椎間板性腰痛　など
➡第4章参照
原疾患の治療
病状に応じた治療
4～6週間の保存療法

＊『腰痛診療ガイドライン2019』（日本整形外科学会、日本腰痛学会　南江堂）、『プロフェッショナル腰痛診療』（山下俊彦、西良浩一、金岡恒治編著　中外医学社）を参考に作成。

レッドフラッグが疑われる病気の例

化膿性脊椎炎 （整形外科）	**レッドフラッグ** 高熱 **原因** 感染した細菌（大半は黄色ブドウ球菌）が血流によって背骨に運ばれて炎症を起こし、化膿して神経を圧迫すると腰や背中が痛み、高熱が出る。結核菌によるものを脊椎カリエスという。 **治療** 抗生物質の投与、膿を摘出する手術、骨を再建する手術
がんの脊椎転移 （整形外科、脊髄脊椎外科）	**レッドフラッグ** がんの既往 **原因** 肺がん、乳がんなどほかの部位のがんが血流によって背骨に運ばれて骨にがんが転移する。腫瘍により骨が破壊され骨折すると、背骨がゆがみ、脊髄を圧迫して足腰に痛み・しびれが生じる。馬尾症状（34ページ参照）が現れることもある。 **治療** 腫瘍を取り除く手術、化学療法、放射線療法
大動脈瘤・大動脈解離 （循環器内科、循環器外科）	**レッドフラッグ** 胸の痛み **原因** 動脈硬化などでこぶ状のふくらみができる大動脈瘤は、こぶが神経を圧迫すると胸部痛、部位によっては腰痛が現れる。大動脈の血管が裂けて偽腔ができる大動脈解離も胸や背中の痛みを生じることがある。こぶや偽腔が破裂すると突然の激痛、喀血や吐血を引き起こし、死に至ることもある。**治療** 大動脈瘤はこぶが大きい場合は手術。大動脈解離は解離部位により入院治療または手術

が優先される場合は、それぞれの専門医に引き継がれます。

次に、❷が疑われる場合はくわしい画像検査などを行い、痛みの原因部位の特定を急ぎ、病状に応じた治療を始めます。❸の場合は患部の炎症が治まれば腰痛も治まることが多いので緊急性は比較的低く、4〜6週間、消炎鎮痛薬などの保存療法を行い、様子を見るのが一般的です。

次に神経症状に注目！下肢の痛み・しびれがあれば「特異的腰痛」なければ「非特異的腰痛」に分類

レッドフラッグ（危険信号）がない場合は、次に、**下肢に痛み・しびれなどの症状があるかどうかを確認**します（31ページの図参照）。これは、主に**背骨を通る神経が腰痛に関係しているかどうかを診る**ためです。**脊髄**（脳から延びて背骨の中を通る中枢神経）と、脊髄から続く**馬尾**（脊髄の下端にある末梢神経の束）、各椎骨に左右一対ある**神経根**（脊髄から左右に枝分かれした神経が背骨を出る部位の根もと）などの神経が、腰部や、胸部の下のほうで**圧迫**されたり**炎症**を起こしたりすると、下肢全体に延びる**坐骨神経（まれに大腿神経）**を通じて**下肢に異常**が現れます。

腰椎椎間板ヘルニア、**腰部脊柱管狭窄症**などがもとで起こる特異的腰痛（30ページ参照）はこれらの神経に影響を及ぼすため、**下肢に痛み・しびれ**、**間欠性跛行**（こま切れにしか歩けなくなる症状）などが現れます。したがって、下肢の症状がある場合はこれらの

下肢に影響を及ぼす神経

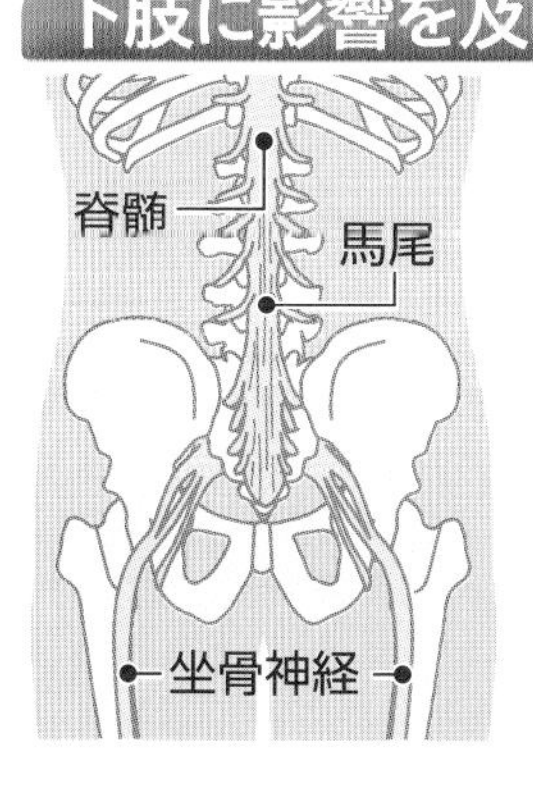

病気が原因である可能性が高く、くわしい画像検査で神経が圧迫されている部位や炎症の有無を確かめ、病状に応じた治療をする必要があります。

下肢の症状の中で**特に注意**しなければいけないのは、**下肢のマヒや膀胱直腸障害（排尿困難・頻尿・失禁・便秘など）**の症状です。これらは、なんらかの原因で**馬尾**が障害されているサイン（馬尾症状）です。馬尾の障害が進行すると、神経を圧迫している原因を取り除いても排泄障害やマヒが残ることもあるため、早期（椎間板ヘルニアの場合、発症から48時間以内）の手術が検討されます。

特異的腰痛はＭＲＩ（磁気共鳴断層撮影）検査の画像で診断がつくことが多いものです。**特異的腰痛のうち謎になりやすいのは、脊椎の外側の椎間孔（脊髄から分かれた神経の出口）での障害です。下肢症状があるのに医師から「原因不明」といわれたら、「椎間孔（外側）はどうでしょうか？」とたずねてみるといい**かもしれません。

レッドフラッグも下肢の症状もなければ**「非特異的腰痛（原因の特定を急がない腰痛）」**（30ページ参照）と診断されます。これは、筋肉や筋膜（筋肉を包む薄い膜組織）、椎間板や椎間関節（背骨の後方にある関節）が炎症を起こすことで痛みが生じる腰痛です。炎症を抑える薬物療法や、炎症が治まるまで関節を安定させる装具療法、そして運動療法などの保存療法（手術以外の治療法）で治療を進めていくのが一般的です。

ここからが徳島大学式！腰痛・坐骨神経痛は8大原因に分類でき今の治療でよくならない人は診断名を一度忘れてセルフ診断

腰痛・坐骨神経痛のうち、がんの脊椎転移や感染症などの重い病気（レッドフラッグ）が原因になっている割合はわずかで、特異的腰痛と非特異的腰痛がほとんどを占めています。そして私は、重い病気を除いた**腰痛の原因は主に8つに分類できる**と考えています。**背骨の前方**（おなか側）**に原因があるものが4つ、後方**（背中側）**に原因があるものが4つ**。計8つの原因が、腰痛・坐骨神経痛のほとんどを引き起こしているのです。すでに「腰椎椎間板ヘルニア」「腰部脊柱管狭窄症」などと診断され治療しているのになかなか改善しないという人は、一度、現在の診断名を忘れて、39ページの**「徳島大学式セルフ診断チャート」**に従い、セルフ診断をしてみるのがいいでしょう。

腰痛・坐骨神経痛を引き起こす8大原因

背骨の前方に原因があるもの

1. 腰椎椎間板ヘルニア
2. 椎体骨折（圧迫骨折）
3. 椎間板性腰痛
4. 腰椎終板炎（モディック変化）

背骨の後方に原因があるもの

1. 腰部脊柱管狭窄症
2. 腰椎分離症
3. 椎間関節性腰痛
4. バーストラップ痛

腰痛・坐骨神経痛のセルフ診断でまず重要なのは腰の「前屈」か「後屈」そのどちらで痛みが強まるかの見極め

腰椎（背骨の腰の部分）は前後左右に曲げることができ、また、左右にねじる動きもできますが、特に、前後に大きく動かしやすいという特徴があります。そのため、背骨の前方（おなか側）か後方（背中側）になんらかの原因（炎症や神経の圧迫）があって神経が刺激され、腰痛・坐骨神経痛が起こることが多いのです。

腰痛・坐骨神経痛は運動検査で前屈・後屈をすることで、**「腰を前に曲げると痛みが強まる（前屈時痛）タイプ」**か**「腰を反らせると痛みが強まる（後屈時痛）タイプ」**かの2つに大別できます。

前屈時痛タイプは、椎骨の前方にある椎体や椎間板などに原因があると考えられます。腰を前に曲げると痛むのは、椎骨の前方にかかる圧力が強まり、炎症や神経の圧迫が生じるためです。

一方、**後屈時痛タイプは、椎骨の後方にある椎間関節や椎弓、棘突起などに原因が**

前屈時痛か後屈時痛かの見極めが重要

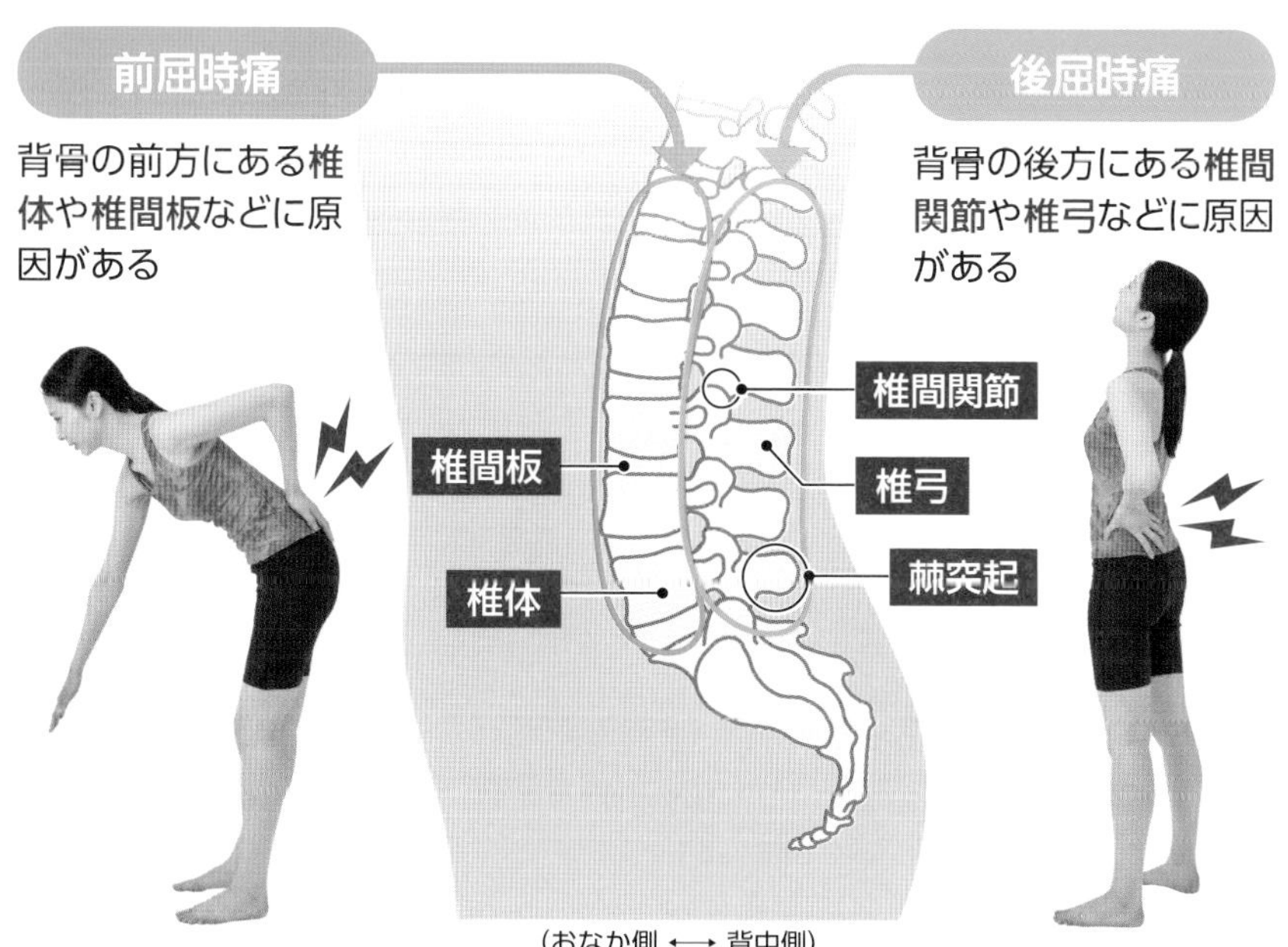
前屈時痛
背骨の前方にある椎体や椎間板などに原因がある
後屈時痛
背骨の後方にある椎間関節や椎弓などに原因がある
椎間関節
椎間板
椎弓
棘突起
椎体
(おなか側 ⟷ 背中側)

注意 強い痛みを感じたらそこで中止し、それ以上曲げたり反らしたりしないように注意する。ふらつきそうな人は手すりやしっかりしたイスの背につかまって行うか、誰かに付き添ってもらうといい。

あると考えられます。腰を反らすとそれらの部位に負担がかかり、炎症や神経の圧迫が起こって痛みが生じるのです。

セルフ診断は、まず、前屈・後屈から始めましょう。まっすぐに立った状態から、おじぎをするようにゆっくりと腰を前に曲げたり、ゆっくりと腰を反らしたりして、どちらの動作で腰痛や坐骨神経痛が強まるかを確認します。

腰を前に曲げたときに痛みが発生・増悪すれば前屈時痛タイプ、腰を後ろに反らしたときに痛みが発生・増悪すれば後屈時痛タイプと判定できます。

8大原因のうち あなたの実際の発痛原因が見つかる「徳島大学式・セルフ診断チャート」

腰痛・坐骨神経痛のほとんどは「腰椎椎間板ヘルニア」「骨粗鬆症による椎体骨折（圧迫骨折）」「椎間板性腰痛」「腰椎終板炎」「腰部脊柱管狭窄症」「腰椎分離症」「椎間関節性腰痛」「バーストラップ痛」という8つの原因に大別できます。

原因を確定するには専門医を受診する必要がありますが、ここで、自分の症状の現れ方を改めて確認しながら、実際の腰痛・坐骨神経痛の原因はどこにあるのか、**「徳島大学式・セルフ診断チャート」**で自己診断をしてみましょう。まずは**「前屈時痛タイプ」**か**「後屈時痛タイプ」**かを見分け、その後「下肢の痛みやしびれがあるか」などの質問に答えていくだけで、8大原因のいずれかに導かれるようになっています。

自分が8大原因のうちどれに当てはまるか見当がつけば、姿勢や日常生活動作の見直しにもつながり、運動療法も効果的に行うことができます。専門医を受診したり、セカンドオピニオンを受けたりするさいにも役立つでしょう。

徳島大学式 セルフ診断チャート

ここからスタート!

注意 セルフ診断はあくまでも目安なので、最終的な確定診断は専門医を受診すること。

前屈（腰を前に曲げる）で痛みますか？

後屈（腰を後ろに反らす）で痛みますか？

前屈すると痛む

下肢に痛みやしびれがありますか？

はい

いいえ

こんな症状がある人は
前屈時痛

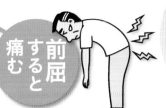

- 座っていると痛む（デスクワーク、車の運転、電車やバスの座席、ソファーなど）
- 靴下をはくときに痛む
- 腰が痛くてあぐらをかけない
- 落ちた物を拾うのがつらい
- 農作業や草むしりで痛む
- シャンプー時に痛む
- 洗顔がつらい　など

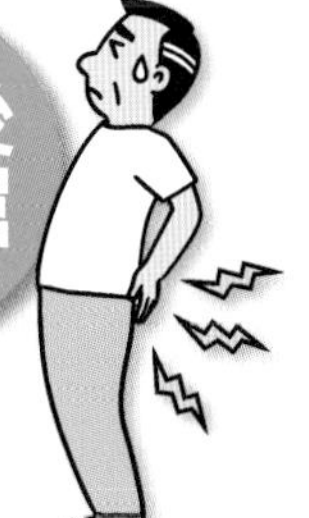

後屈すると痛む

下肢に痛みやしびれがありますか？

はい

いいえ

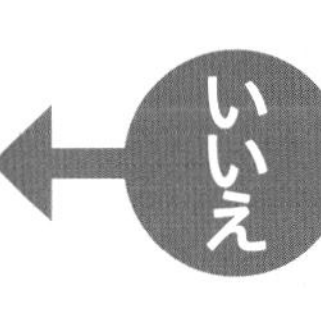

こんな症状がある人は
後屈時痛

- 頭上に洗濯物を干すのがつらい
- 頭上の物を取るのがつらい
- シャワーを浴びるとき痛む
- 空を見上げると痛みが強まる
- 窓掃除がつらい
- 立っているのがつらい
- 長く歩くのがつらい　など

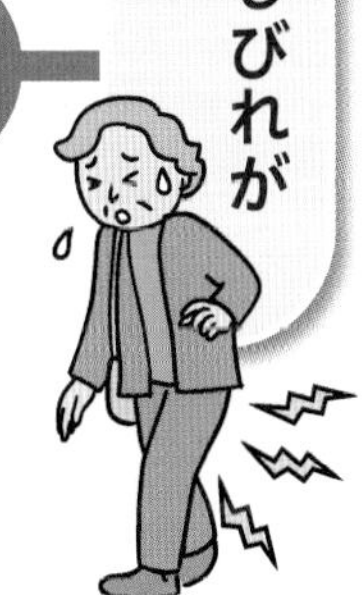

疑われる原因

腰椎椎間板ヘルニア
➡ 42ページ

椎体骨折（圧迫骨折）
➡ 44ページ

椎間板性腰痛
➡ 46ページ

腰椎終板炎（モディック変化）
➡ 48ページ

腰部脊柱管狭窄症
➡ 50ページ

腰椎分離症
➡ 52ページ

椎間関節性腰痛
➡ 53ページ

バーストラップ痛
➡ 55ページ

閉経後の女性で、激痛を伴う発症のきっかけ（尻もちなど）がありますか？
はい → 椎体骨折（圧迫骨折）
いいえ → セキやクシャミをするとき、つい何かにつかまりますか？ / 1日のうち、起床時が一番痛みが強いですか？

セキやクシャミをするとき、つい何かにつかまりますか？
はい → 椎間板性腰痛

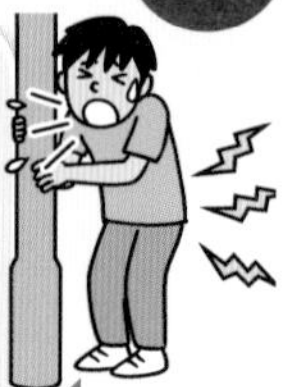

1日のうち、起床時が一番痛みが強いですか？
はい → 腰椎終板炎（モディック変化）

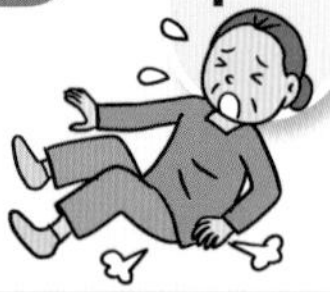

年齢は40歳以上ですか？
いいえ → 腰椎分離症
はい → 腰の左右中央の棘突起を押すと痛みますか？

腰の左右中央の棘突起を押すと痛みますか？
いいえ → 椎間関節性腰痛
はい → バーストラップ痛

腰を前に曲げると痛む前屈時痛なら「椎間板ヘルニア」「椎体骨折（圧迫骨折）」「椎間板性腰痛」「腰椎終板炎」の疑い大

日常生活で腰を前に曲げる場面はたくさんあります。例えば、**イスに腰掛ける**だけで腰は前に曲がりがちです。**デスクワークや車の運転、電車やバスの座席**に座るとき、**ソファー**でくつろぐときなどが例としてあげられます。腰掛ける以外にも、**床に座って靴下をはくときや足の爪を切るとき**も同様です。特に立ったまま靴下をはく動作はかなり前屈するので、このタイプの腰痛では困難になります。立った姿勢でも、**洗面所で顔を洗うときや台所で食器を洗うとき**などは前かがみの姿勢になり、腰を前に曲げることになります。また、**床に落ちた物を拾い上げる**、**農作業や庭仕事**をするときなども、腰が前に曲がります。このような**腰を前に曲げる場面で痛む人は**、**椎骨**（ついこつ）**の前方にある椎体**（ついたい）**、椎間板**（ついかんばん）**などに痛みの原因がある**と考えられます。「**腰椎**（ようつい）**椎間板ヘルニア**（42ページ）」「**骨粗鬆症**（こつそしょうしょう）**による椎体骨折（圧迫骨折）**（44ページ）」「**椎間板性腰痛**（46ページ）」「**腰椎終板炎（モディック変化）**（48ページ）」の疑いが大きいといえます。

前屈時痛タイプの発痛原因①

腰椎椎間板ヘルニア＝椎間板から飛び出た組織が神経を圧迫し下肢痛を発生

背骨の椎骨と椎骨の間には、椎間板という円盤状の軟骨があります。線維輪という線維状の軟骨が層状に重なった構造で、中心に髄核という軟らかい軟骨があります。椎間板は椎骨にかかる力を分散し、衝撃を和らげる働きをしています。

椎間板の外側の線維輪にヒビ割れが生じ、中心にあるべき髄核が本来の位置から飛び出た状態を椎間板ヘルニアといいます。背骨のどの部位でも起こる可能性がありますが、背骨の下部にあって上半身の重みがかかりやすく、前屈・後屈時に大きく動かしやすい腰椎（背骨の腰の部分）で多発し、これを**「腰椎椎間板ヘルニア」**といいます。腰椎に5つある椎骨の最下部の**第4・第5腰椎の間**と、**第5腰椎とその下にある仙骨（腰の中央にある平らな骨）の間の椎間板**で起こるものが大半を占めています。

椎間板は20歳を過ぎたころから変性（老化）が始まり、年を取るにつれてもろくなっていくため、椎間板ヘルニアは**20～40代の比較的若い人でも起こります**。日常生活

腰椎椎間板ヘルニア

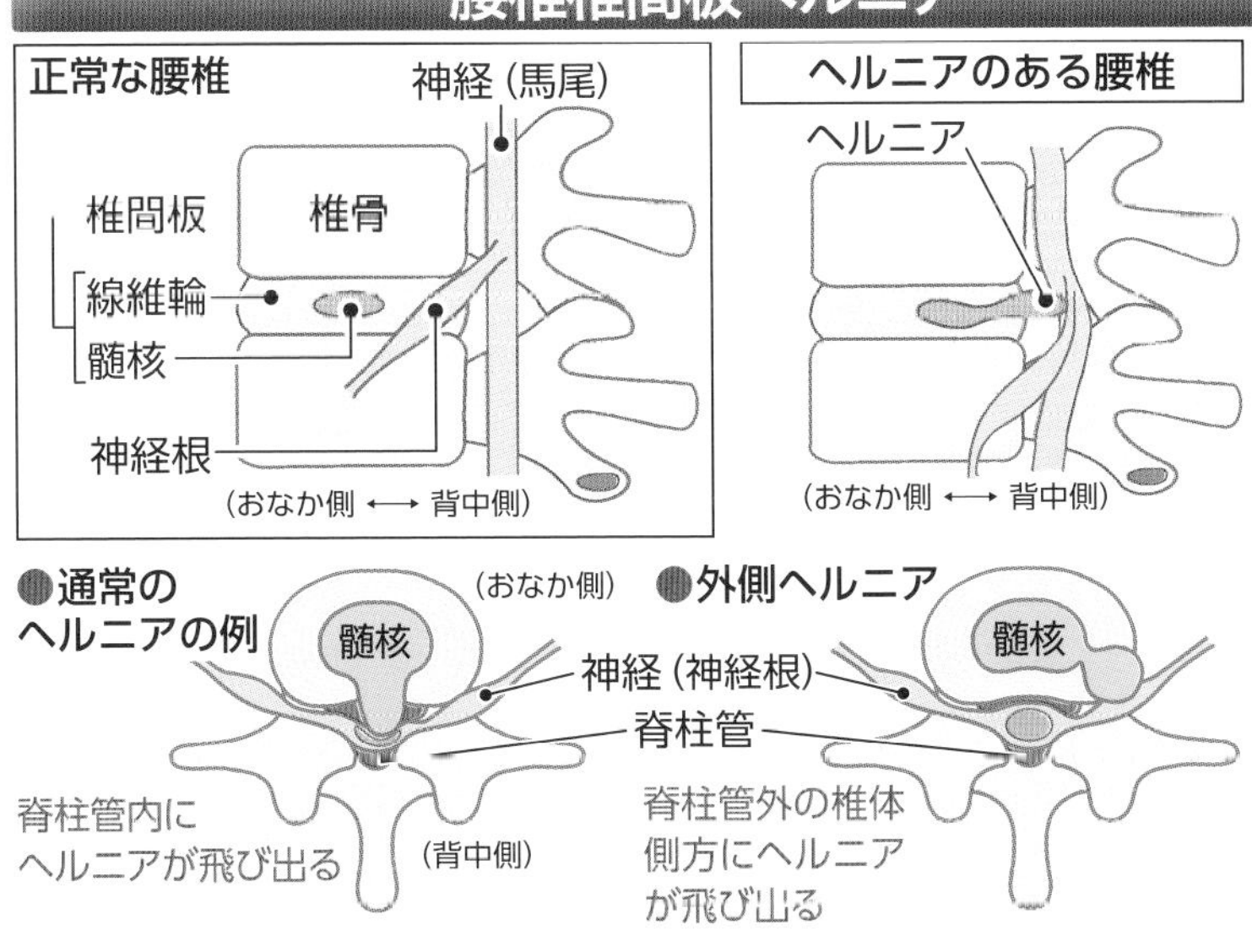

で腰椎に負担のかかる姿勢（長時間座りっぱなしの運転やデスクワークなど）や動作（中腰での作業の反復、重い物を持ち運ぶ重労働、農作業、庭仕事など）のほか、スポーツが原因で発症することもあります。

症状は、イスに腰掛けたり顔を洗ったりするときなど**前屈時に起こる強い腰痛と坐骨神経痛**で、ときには激痛で歩くのが難しくなることもあります。これは、髄核は背中側へ飛び出ることが多いので、前かがみになって椎間板に圧力がかかると髄核がさらに後方に押し出されるためです。下肢に痛み・しびれ（坐骨神経痛）が出るのも特徴です。飛び出た髄核が神経を圧迫し、それが坐骨神経（33ページ参照）を伝わってお尻や足にまで症状が現れるのです。診断はMRI（磁気共鳴断層撮影）検査が有用です。特に、髄核が側方へ飛び出る**「外側ヘルニア」**＊は見逃されやすいので、坐骨神経痛がある場合には、MRIで脊柱管の外側までしっかりと見てもらうことが重要です。

＊外側ヘルニアは椎間板ヘルニアのうち10％程度と少数だが、神経が強く締めつけられることから炎症が起こりやすく、後方、斜め後方へ飛び出るタイプより痛みが強い。

前屈時痛タイプの発痛原因②

椎体骨折＝椎体にヒビやつぶれが生じ動作時に腰痛が発生、高齢者の「いつのまにか骨折」はこれ

骨がスカスカになってもろくなる**「骨粗鬆症（こつそしょうしょう）」**になると、**腰の骨の前方の椎体（ついたい）にヒビが入ってつぶれるように骨折する「椎体骨折（圧迫骨折）」**が起こることがあります。加齢に伴って骨密度が低下するため高齢者に多く、中でも、閉経後の女性ホルモンの減少により骨密度がより低下しやすい女性に多く発症します。骨折というと事故などで強い衝撃を受けて起こるイメージですが、椎体骨折は、**転倒や尻（しり）もち**のほか、**セキやクシャミ**などのちょっとした衝撃でも起こります。下肢（かし）の痛みやしびれなどの症状はあまり出ないものの、体を動かすと腰が強く痛むため、家事をしにくくなったり外出をさけたりするなど、活動性が低下しがちになります。また、**寝た状態から体を起こしにくい**、**いったん横向きになってからでないと起き上がれない**、**寝返りが打てない**といった症状もよく見られます。中には気づかないうちに起こる**「いつのまにか骨折」**を起こしていたり、痛みが強くなかったりするケースもあるので、腰痛とと

椎体骨折（圧迫骨折）とは

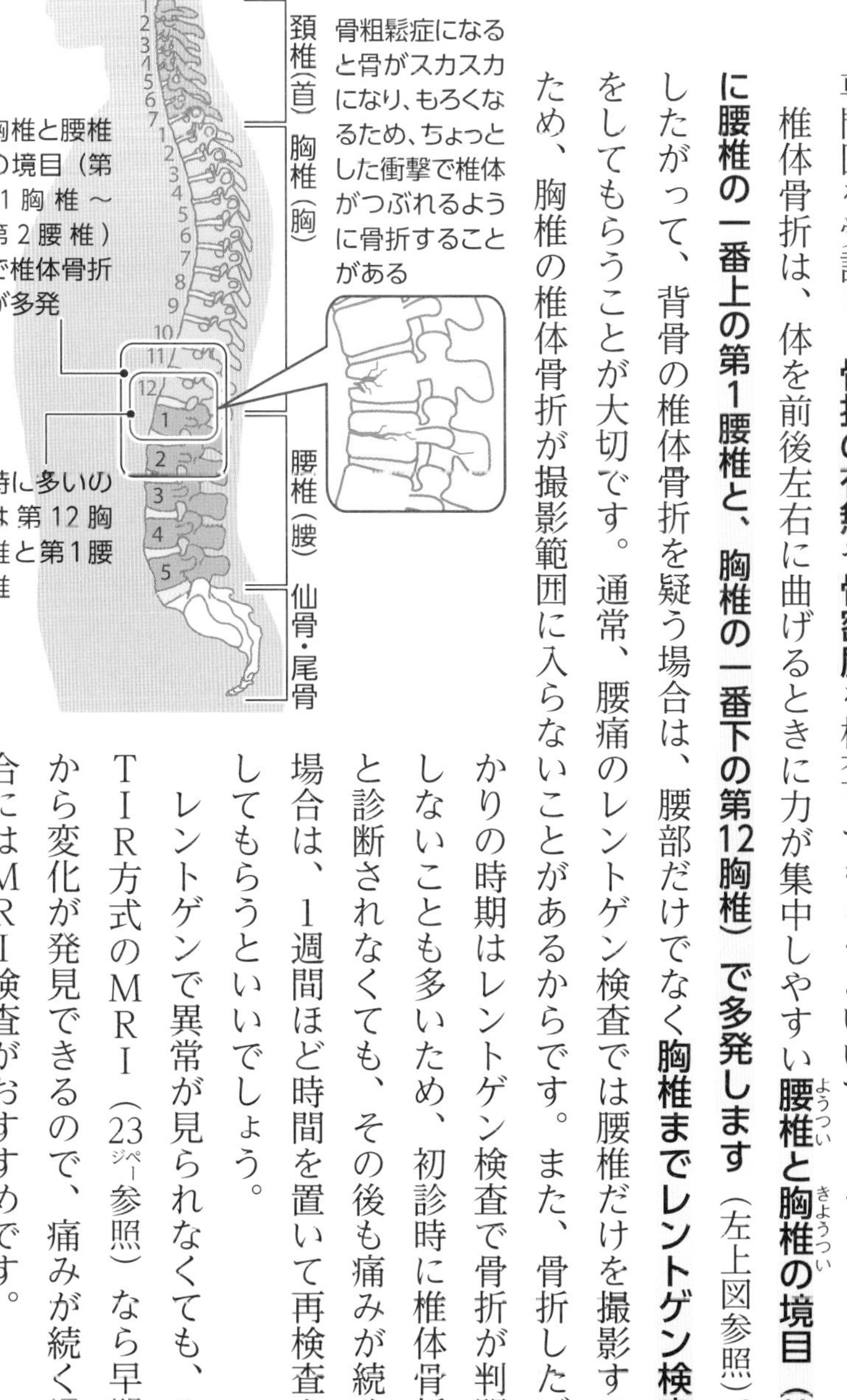
頸椎（首）
胸椎（胸）
腰椎（腰）
仙骨・尾骨
骨粗鬆症になると骨がスカスカになり、もろくなるため、ちょっとした衝撃で椎体がつぶれるように骨折することがある
胸椎と腰椎の境目（第11胸椎～第2腰椎）で椎体骨折が多発
特に多いのは第12胸椎と第1腰椎

もに**「背中が丸まってきた」「以前より身長が縮んだ」**といった変化に気づいたら、専門医を受診し、**骨折の有無**や**骨密度**を検査してもらうといいでしょう。

椎体骨折は、体を前後左右に曲げるときに力が集中しやすい**腰椎（ようつい）と胸椎（きょうつい）の境目（特に腰椎の一番上の第1腰椎と、胸椎の一番下の第12胸椎）で多発します**（左上図参照）。

したがって、背骨の椎体骨折を疑う場合は、腰部だけでなく**胸椎までレントゲン検査**をしてもらうことが大切です。通常、腰痛のレントゲン検査では腰椎だけを撮影するため、胸椎の椎体骨折が撮影範囲に入らないことがあるからです。また、骨折したばかりの時期はレントゲン検査で骨折が判明しないことも多いため、初診時に椎体骨折と診断されなくても、その後も痛みが続く場合は、1週間ほど時間を置いて再検査をしてもらうといいでしょう。

レントゲンで異常が見られなくても、STIR方式のMRI（23ジペー参照）なら早期から変化が発見できるので、痛みが続く場合にはMRI検査がおすすめです。

椎間板性腰痛＝腰椎への過度の負担で椎間板に炎症が生じ腰痛が発生

椎間板（**椎骨と椎骨をつなぐ軟骨組織**）の外壁に当たる線維輪にヒビが入り、炎症を起こすことが原因で生じる腰痛を「椎間板性腰痛」といいます。**腰を前に曲げる動作で痛みが強まる**ほか、セキやクシャミをすると痛みが腰に響くので何かにつかまらずにいられないといった症状が現れます。前屈で痛む、比較的若い世代に多いといった点が腰椎椎間板ヘルニア（42ジペー参照）と似ています。しかし、腰椎椎間板ヘルニアを疑って画像検査をしてもヘルニアが認められないため、**原因不明とされることが多かった腰痛**です。腰椎椎間板ヘルニアと異なる点は、痛みは激痛というほどではなく**鈍痛が続く**ことと、**下肢に痛み・しびれといった症状が現れない**ことです。

椎間板が傷つくのは、重労働やスポーツなどで**椎間板が強く圧迫されたりねじれたりすることが原因**です。性別を問わず30～40代で発症することがほとんどですが、よくスポーツをする人やアスリートでは、20代で発症するケースもあります。

実は、正常な椎間板そのものにはあまり神経は通っていません。にもかかわらず傷ついた椎間板が痛むのは、私たちの体にもともと備わり、傷を修復しようとする自然治癒力が関係しています。私たちの体は傷を治そうとするとき、傷ついた部位に酸素や栄養を供給するために**新しい血管（新生血管）**を作って血液を送り込みます。傷んだ線維輪にも同様に新生血管が入り込み、傷ついた部位がはれて熱を持ち痛みを発する**「炎症」**が生じます。新生血管ができると神経も一緒に入ってくるため、本来は神経がほとんど通っていない線維輪にも痛みが生じるのです。

椎間板性腰痛は、一般的な診療では炎症が見逃され、原因不明とされることがあります。ただ、MRIの中でも、炎症を見つけるのに適したSTIR方式（23ページ参照）で撮った画像で検査を行うと、炎症部位が白く映るので、椎間板の炎症を見つけることができます。線維輪後方にあるhigh intensity zone（HIZ＝高信号領域）というサインを見やすくなるのです。

椎間板性腰痛

（腰椎を上から見たところ）

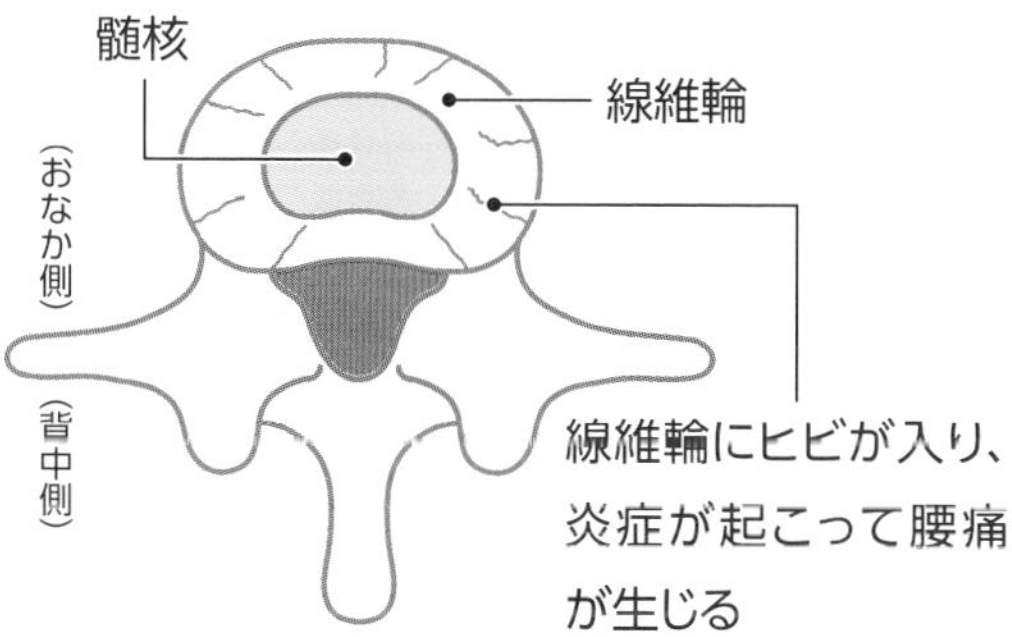

髄核
線維輪
（おなか側）
（背中側）
線維輪にヒビが入り、炎症が起こって腰痛が生じる

腰椎終板炎（モディック変化）＝朝目覚めたときからの腰痛が特徴

腰椎（背骨の腰の部分）の椎体と椎間板が接する部位を「終板」といいます。「腰椎終板炎（モディック変化ともいう）*」は、この終板の炎症から生じるもので、**これまでは原因不明とされることが多かった腰痛**です。

症状の特徴は、**朝、目覚めたときの腰痛が最も強く**、少し動き回って体が温まると痛みが軽減することです。また、**背骨の不安定感**や、**腰が抜けるような体の感覚**を訴える人もいます。

腰を前に曲げたときの痛みはあるが下肢症状がない点などが椎間板性腰痛に似ていますが、椎間板性腰痛よりも発症年齢がやや高く、**40～50代以上の人に多く発症**します。炎症を見るのに適した**STIR**方式（23㌻参照）のMRI（磁気共鳴断層撮影）で撮った画像で検査を行うと、腰椎終板の炎症を見つけ、診断を確定することができます。

腰椎終板炎とは

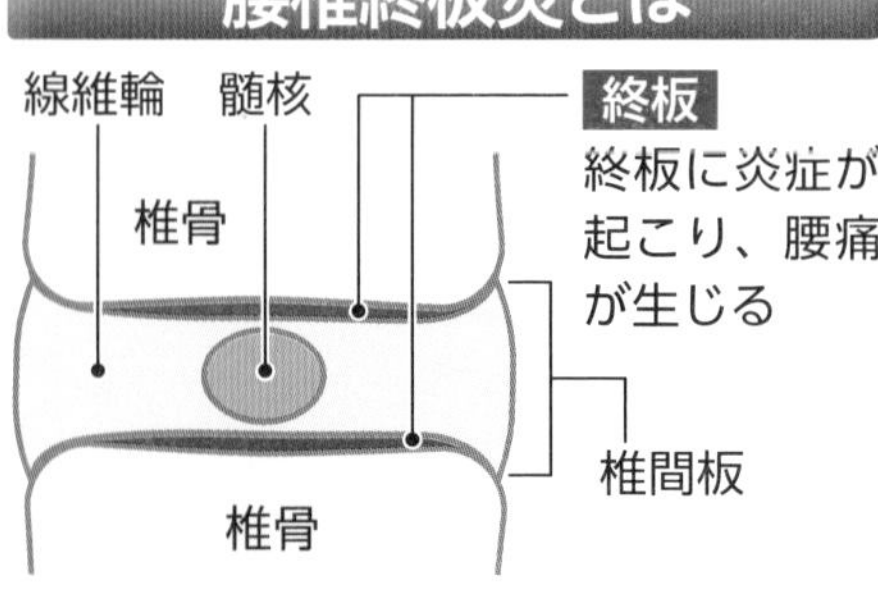

＊モディック変化＝MRI画像による腰椎終板の変性を3つのタイプに分類し定義したアメリカの医学博士Michael Modicの名前にちなむ名称。

腰を後ろに反らすと痛む**後屈時痛**なら「脊柱管狭窄症」「分離症」「椎間関節性腰痛」「バーストラップ痛」の疑い大

洗濯物を干すときや棚の上にある物を取ろうとするときなど、**腰を後ろに反らす動作**も、日常生活ではよくあります。腰を後ろに反らすと痛むという人は、**空を見上げたり、後ろを振り返ったり**といった動作でも腰の痛みを感じやすくなります。まっすぐ立った状態から腰を反らす場合だけではなく、床に落ちている物を拾うために前かがみになりそこから**もとの姿勢に戻るとき**に痛むといったこともあります。また、**ゴルフ**のスイングでクラブを振り上げるときや、**テニス**のサーブ、**サッカー**のシュート、**バレーボール**のアタックをするときに体を反らすと痛みが走るなど、若いアスリートにも後屈時痛を訴える人はいます。

このように、**腰を後ろに反らすときに痛む症状があれば、椎骨の後方にある椎間関節や椎弓などに原因**があると考えられ、**「腰部脊柱管狭窄症（50ページ）」「腰椎分離症（52ページ）」「椎間関節性腰痛（53ページ）」「バーストラップ痛（55ページ）」**の疑いがあります。

腰部脊柱管狭窄症＝脊柱管が狭まり神経が圧迫され下肢痛が発生

腰を後ろに反らすと症状が強まるタイプで高齢であれば、まず疑われるのは**「腰部脊柱管狭窄症」**です。脊柱管とは、背骨を構成している椎骨が積み重なってできるトンネル状の空間で、脳から延びる重要な神経である脊髄の通り道になっています。脊柱管狭窄症は、脊柱管が狭窄する（狭まる）ことによって起こります。

加齢による椎間板の変性や姿勢のクセなどから**背中側の椎間関節**に負担がかかりつづけると、脊柱管の背中側にある黄色靭帯（骨と骨をつなぐ丈夫な線維組織）がたわんで分厚くなったり、骨が変形して骨棘ができたりして、脊柱管が狭くなってきます。これによって神経が圧迫され、**足腰に痛み・しびれ**の症状が現れるのです。

腰部脊柱管狭窄症の特徴的な症状は、**間欠性跛行**です。歩行中に腰から足にかけて痛み・しびれが現れ、**一時的に歩けなくなる**症状で、立ち止まって少し休めば再び歩けるようになりますが、長い距離を歩きつづけられなくなってきます。

脊柱管狭窄症発症が起こりやすい部位と主な要因

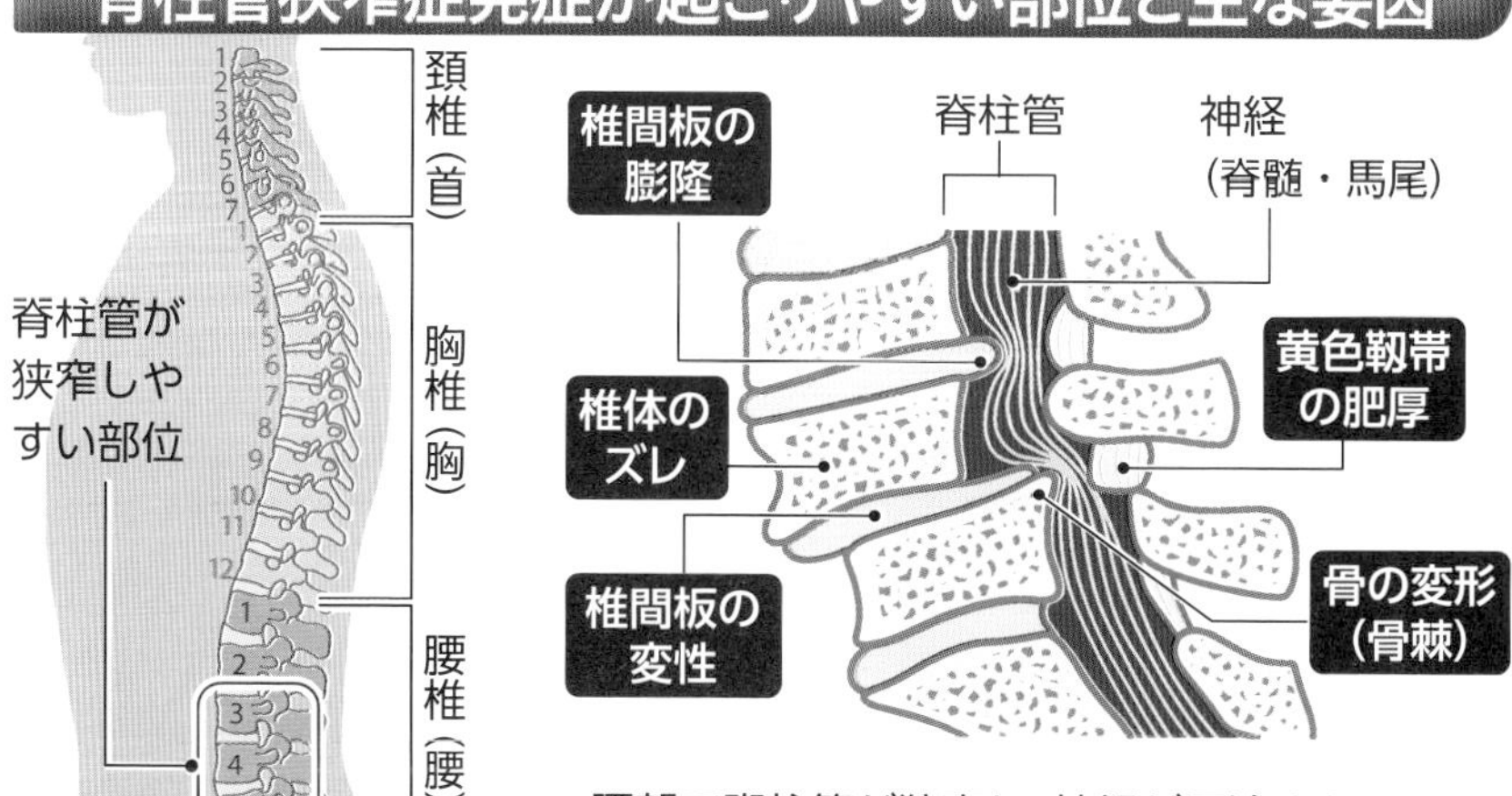

腰部で脊柱管が狭窄し、神経が圧迫されると、腰から下肢全体に延びる坐骨神経などを通じて、下肢全体に痛みやしびれが現れる

下肢（かし）の症状は、脊柱管の狭窄が起こる部位に関係しています。5個ある腰椎のうち狭窄が多発するのは**第4・第5腰椎の間**、次に**第3・第4腰椎の間**と、**第5腰椎とその下の仙骨（腰の中央にある平らな骨）の間**です。これらの部位は背骨の最も下部にあって上半身の重みを支え、体を前後に曲げるときによく動き、負担が大きい部位です。第4・第5腰椎と仙骨から出た神経は、お尻（しり）のあたりでまとまって太い**坐骨（ざこつ）神経**となります。坐骨神経はお尻から太もも裏、足先まで延びて下肢全体に影響を及ぼします。第3・第4腰椎の間からは、太もも前面を支配する大腿（だいたい）神経が延びています。

腰部脊柱管狭窄症の診断は、問診や身体検査・運動検査で脊柱管の狭窄が疑われたら、腰椎を縦断・横断するMRI（磁気共鳴断層撮影）検査画像で、狭窄が起こっている部位を特定します。

後屈時痛タイプの発痛原因②

腰椎分離症＝成長期のスポーツによる椎弓の疲労骨折で腰痛が発生

男性に多い**「腰椎分離症」**は、腰椎（背骨の腰の部分）の後部にある**椎弓にヒビが入り、ジワジワと分離していくもの**で、ほとんどは体がまだ軟らかい成長期[*1]（小学校高学年～高校生）に激しいスポーツで腰をひねったり反らしたりして酷使し、**疲労骨折**をすることで起こります。多くは**第4・第5腰椎など下部の腰椎**で起こり、背中側からそのあたりを押すと痛み、後屈時に痛みが強まりますが、激痛ではないので我慢してしまうことがあります。子供のころに症状が軽いか無症状であっても、大人になってから痛みが強まって発見されることもあるので、**後屈時痛が2週間以上続く場合は専門医の診察を受けるべき**です。腰椎のCT（コンピューター断層撮影）検査やMRI（磁気共鳴断層撮影）検査で確認できます。最近はCTのような画像が得られるMRI[*2]の設備がある医療機関もあるので、CTの被曝が心配な人は担当医に相談しましょう。

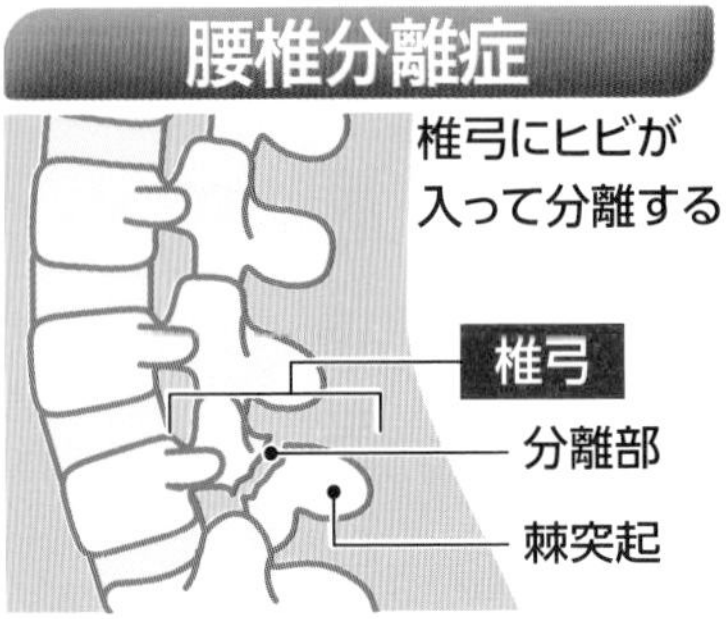

腰椎分離症

＊1 成人の分離症は6％の頻度といわれているが、分離症が必ず痛みの原因になるわけではない。伸展時痛があって分離症がある場合はSTIR-MRI検査を行って調べ、分離部に水腫が確認されれば、分離症が腰痛の原因となっている可能性が高い。
＊2「CT-like MRI」「MRI bone image」といった名称で呼ばれている。

後屈時痛タイプの発痛原因③

椎間関節性腰痛＝腰椎への過度の負担で椎間関節に炎症が生じ腰痛が発生

ふだんあまり意識することはありませんが、背骨にも関節があります。椎骨はおなか側の椎体と背中側の椎弓という2つの部位から構成されています。

前方の椎体どうしは椎間板という軟骨組織、**後方の椎弓どうしは各椎骨の左右にある椎間関節という2ヵ所の関節で連結**され、椎骨は上から見ると三角形を形作る3点支持で安定しています。体を後ろに反らすときは、背中側にある2ヵ所の椎間関節が負担を受け止めて支えます。したがって、**後屈時痛タイプは、椎間関節やその周辺に原因がある**と考えられます。

「椎間関節性腰痛」は椎間関節そのものの炎症が原因で起こる腰痛で、原因不明とされることが多かった腰痛です。

椎間関節性腰痛は男女を問わず**50歳以上**に多く、この場合は加齢に伴う椎間関節の蓄積疲労が原因と考えられま

背骨の3点支持

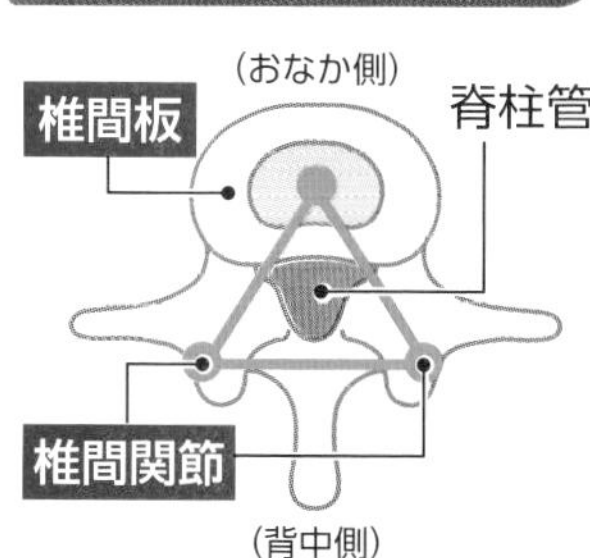

背骨は椎間板と左右の椎間関節の３点で支持されて安定している

す。**腰をひねりながら反らすような動きで椎間関節に大きな負担**がかかる、**ゴルフ**や**野球**、**テニス**などのアスリートやスポーツ愛好者は、年齢に関係なく発症することがあります。50歳以上の場合は、ほかの腰痛の原因と合併することも多く、**腰部脊柱管狭窄症**につながることもあるので、椎間関節性腰痛はできるだけ早期のうちに見つけて治しておくことが重要です。

椎間関節の骨と骨が接する面の軟骨には神経がほとんどありませんが、関節を包む滑膜という組織や周囲の脂肪組織などには痛みを感じる器官が豊富にあり、ここに炎症が起こることで、腰を反らすと強い痛みを感じます。椎間関節は左右に2ヵ所あるので、**腰を反らしながら左右にひねると痛みが出る**のも特徴です。**下肢の痛み・しびれといった症状はありません。**

椎間関節性腰痛

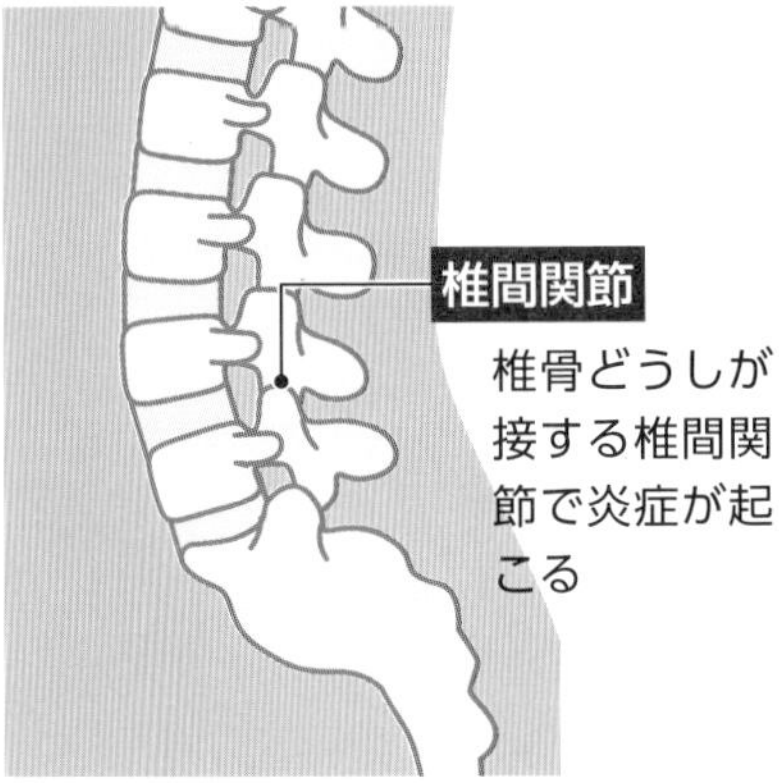

椎間関節

椎骨どうしが接する椎間関節で炎症が起こる

椎間関節性腰痛で炎症が起こると、関節周囲の組織に水がたまることがあります（水腫という）。水腫があると通常のMRI（磁気共鳴断層撮影）検査でも見つけやすいのですが、ない場合は椎間関節で起こっている炎症の発見が困難です。その場合は、炎症反応を発見しやすい**STIR**方式（23ページ参照）のMRIで確認することができます。

後屈時痛タイプの発痛原因④

バーストラップ痛＝椎骨後部の棘突起どうしがぶつかって炎症が生じ腰痛が発生

背骨の後方の椎弓(ついきゅう)には、背中側に張り出した「棘突起(きょくとっき)」という部位があります。後屈時痛の一つ「**バーストラップ痛**」は、**上下に隣り合う棘突起どうしがぶつかって炎症が生じることで起こる腰痛**で、原因不明とされることが多かった腰痛です。後屈時痛のほか、炎症のある部位を背中側から押すと痛みを感じます。**反り腰**の高齢者や、若い人でも新体操やバレエで腰を頻繁に反らす人に多く、**胸椎（背骨の胸の部分）や股(こ)関節が硬いために、体を反らすさいに腰椎ばかりに負担が集中することがもとで発症**します。腰椎の中でも前弯(ぜんわん)（前にカーブ）が大きく上半身の重みがかかりやすい**第4・第5腰椎の間**で多発します。一般的な診療では発見しにくく、確定診断には**STIR**方式（23ジペー参照）のＭＲＩ（磁気共鳴断層撮影）検査で炎症部位を確認する必要があります。

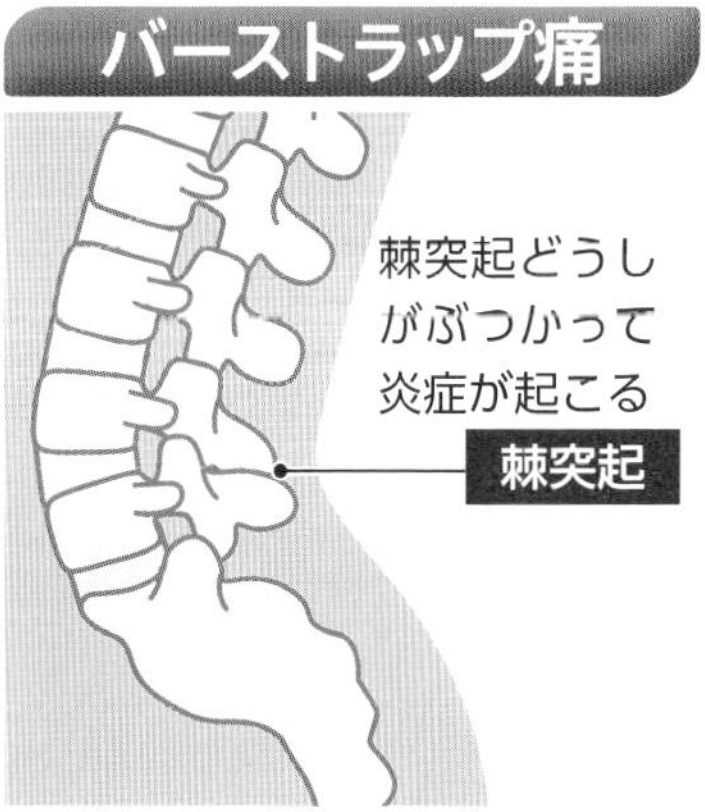

バーストラップ痛

棘突起どうしがぶつかって炎症が起こる

棘突起

＊バーストラップ痛＝棘突起どうしの接触を初めて診断したデンマークの放射線科の医師Christian Ingerslev Baastrupにちなむ名称。

腰椎変性側弯症や腰椎変性すべり症は腰椎の形状を示す診断名にすぎず、発痛原因を示すものではない

背骨が左右に曲がる「腰椎変性側弯症」や**椎骨が前後方向にずれる「腰椎変性すべり症」**は、どちらも加齢で椎間板が変性し、ゆるむことなどから起こります。ただ、腰椎変性側弯症も腰椎変性すべり症も、「背骨が曲がっている」「背骨がずれている」という形状を示すだけの診断名にすぎず、**痛みの真の原因ではありません。**

側弯症やすべり症で脊柱管が狭まり、神経が圧迫されて痛みやしびれが生じているならば「腰部脊柱管狭窄症」（50ページ参照）が根本的な原因です。**側弯症やすべり症と診断されている人も、8大原因が起こっていないかについてよく確認**し、それぞれの原因別に対処していくことが重要です。

腰椎変性側弯症とすべり症

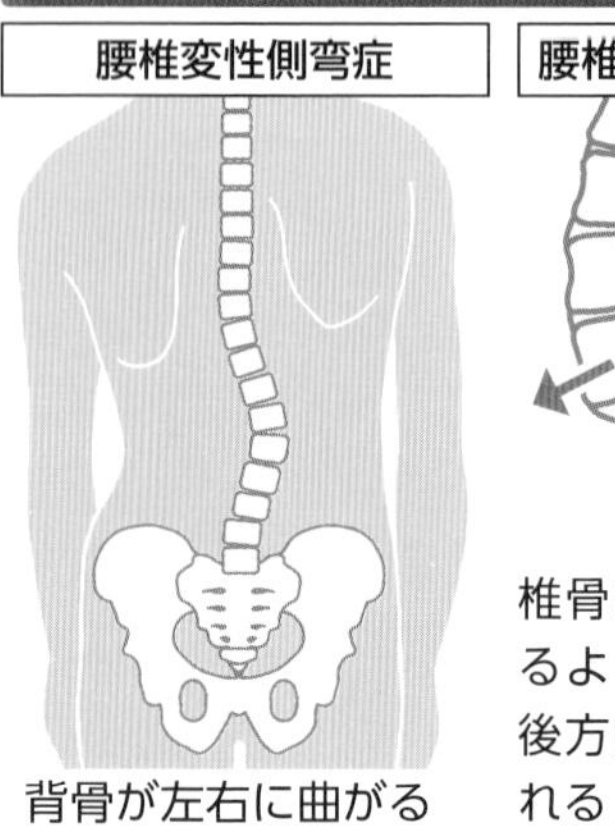
腰椎変性側弯症
腰椎変性すべり症
背骨が左右に曲がる
椎骨がすべるように前後方向にずれる

第4章

8大原因別の治し方

鎮痛薬→ブロック注射→手術だけの従来型治療では根治は困難！主役は運動療法！腰痛・坐骨神経痛の8大原因別「私が考えるベストの治し方」公開

腰痛・坐骨神経痛が慢性化して治らないのは腰の動かし方や体の使い方を誤り新たな炎症や神経の圧迫が絶えず続いているため

腰痛・坐骨神経痛の治療で消炎鎮痛薬が用いられ、それで痛みがすっかり治まればいいのですが、痛みがなかなか消えなかったり、よくなってもすぐに再発したりして、つらい症状が長引く人が少なくありません。痛みが続くと生活や仕事に支障をきたしたり、活動量が落ちて体力が著しく衰えたりすることもあります。

では、腰痛・坐骨神経痛がなかなか治らず慢性化してしまう原因はなんでしょうか。そもそも**腰痛・坐骨神経痛は、特定の部位で炎症が起こったり神経が圧迫されたりすることで生じます。**体の外側から見えないだけで、いわば**腰のどこかをケガしているような状態**なのです。仮にこれが、指を切ったケガであればどうでしょう。

ケガをした部位には、修復のために血管や神経が新しく作られて、血液や酸素が送り込まれます。患部は腫れて熱を持ち、痛みが生じます。これを**「炎症」**といい、私たちの**体が自分自身で傷を治そうとするときの正常な反応**です。薬やばんそうこうで適切な手当てをして、患部を動かしたり患部に触れたりしないようにすれば、傷ついた組織を再生する反応が自然と進み、役割を終えた新しい血管や神経は消失し、炎症とともに痛みもしだいに治まってきます。

腰痛・坐骨神経痛も同じです。**ひと晩かふた晩よく眠れば、傷ついた組織を修復する反応が進み、痛みが取れてくる**でしょう。しかし、腰は、私たちが活動するために日々動かさざるを得ない部位です。たとえ就寝中に傷んだ部位を休めることができ修復が進んだとしても、痛みのそもそもの原因となる**誤った腰の動かし方や体の使い方**を改めないかぎり、起き上がって動くたびに同じ部位で新たな炎症が起こったり、神経が再び圧迫されたりして、痛みが生じるでしょう。

つまり、**「慢性腰痛」とは、毎日同じ部位で「ケガ」や神経の圧迫をくり返している状態**にほかなりません。コルセットで動きを制限したり手術で原因を取り除いたりして、いったん痛みが治まった後に再発するケースでも、同様のことがいえます。

腰痛・坐骨神経痛を根本的に改善し、再発しないようにするには、腰を傷めやすい姿勢や体の動かし方のクセを改めて新たなケガ（炎症や神経の圧迫）の発生を防ぐことが唯一の手段といえるのです。それを実現する最善の方法が、みずから体を動かす**運動療法**なのです。

前屈時痛タイプ① 腰椎椎間板ヘルニア

下肢のマヒがなければ自然治癒を期待でき手術より運動療法を優先

「腰椎椎間板ヘルニア」にはいくつかのタイプがあります。髄核が椎間板の背中側にある後縦靭帯という靭帯（骨と骨をつなぐ丈夫な線維組織）を突き破って脊柱管（背骨の神経の通り道）にまで飛び出るタイプ（経後縦靭帯脱出型）は、マクロファージという免疫細胞（白血球の一種）が髄核を異物と見なして食べてしまうため、**ヘルニア＊が自然に吸収されて縮小し、それに伴って痛みも自然に治まります。**髄核が靭帯を突き破らないタイプ（後縦靭帯下脱出型）や、ヘルニアに押されて線維輪が脊柱管まではみ出るタイプ（膨隆・突出型）は、ヘルニアが縮小しにくい傾向はありますが、神経への圧迫が軽く炎症も軽度であれば、**ヘルニアが自然に引っ込んで治ることがよくあります。**治療は、**非ステロイド性消炎鎮痛薬（NSAIDs）やブロック注射で痛みを抑える保存療法を2～3ヵ月間行い、自然治癒を待つのが一般的**です。

それと同時に、**運動療法**を行うことが大切です。なぜなら、椎間板ヘルニアは、中

＊ヘルニア＝臓器や組織が本来あるべき位置からはみ出た状態にあること。

腰椎椎間板ヘルニアの主なタイプ

経後縦靭帯脱出型

髄核が後縦靭帯を突き破って脊柱管に飛び出る（髄核はマクロファージに食べられてしまう）

後縦靭帯下脱出型

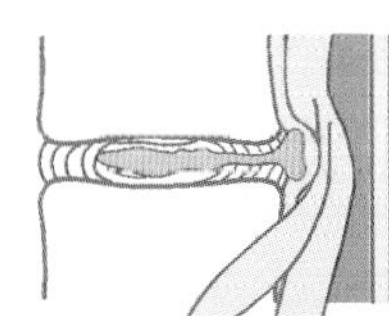

髄核は後縦靭帯を突き破らないが、線維輪の外に飛び出る

膨隆・突出型

（おなか側）⟷（背中側）

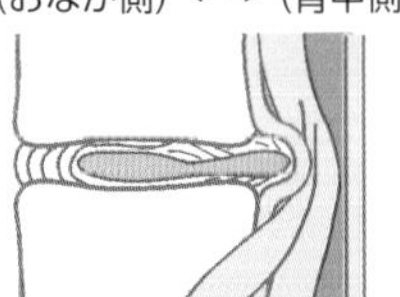

髄核は後縦靭帯を突き破らず、線維輪の内部に留まる

腰になるときやイスに腰掛けるときに、腰椎ばかりに負担が集中する体の使い方をしているせいで椎間板の圧が上昇し、線維輪が傷んで、発症するからです。ヘルニアが自然に治ったとしても、このクセを正さないままでは、再発を招くのも当然でしょう。

「1分ほぐし」（第5章以降を参照）で、**胸椎（背骨の胸の部分）や股関節を柔軟にし、腰椎ばかりを動かさないような体の使い方や姿勢・動作を身につけること、体幹筋（特に胴体深部の筋肉）をしっかり鍛えて腰椎の安定を図る**ことによって、重症化や再発を抑えることができます。

ただし、仕事やスポーツ競技の都合で症状を早く除きたい、競技復帰を急ぎたいと患者さんが希望する場合には、ヘルニアを切除する手術を行うこともあります。また、痛みのほかに**下肢のマヒや膀胱直腸障害（排尿困難・失禁・便秘など）**といった症状が現れている場合は、**馬尾**（脊髄の下端にある末梢神経の束）が障害されている恐れがあり、後遺症が残る可能性もあるため、**発症から48時間以内の緊急手術**が必要になります（133ページ参照）。

骨がつくまでは体幹装具を着けて安静にし 骨粗鬆症治療薬で再発予防

腰椎（背骨の腰の部分）が**「椎体骨折（圧迫骨折）」**を起こしていることがわかったら、まず痛みを非ステロイド性消炎鎮痛薬（NSAIDs）などで和らげ、体幹装具を着けて、患部を固定します。**骨がくっつくまでは体幹装具を着けたままにして、腰椎を動かさないよう安静**にします。

体幹装具にはさまざまな素材や形のものがありますが、椎体骨折では主に硬い素材でできた**硬性装具**を用い、しっかりと固定します。形は、椎体骨折はみぞおちの背中側に当たる第1腰椎、次いですぐ上の第12胸椎（背骨の胸の部分）で起こることが多いので、**胸までの高さがあるもの**を用います。また、椎体骨折を起こすと椎体がつぶれ、背中や腰が丸まる円背になりやすいので、**腰から胸までをしっかり伸ばした状態で固定**することで、円背のまま背骨が固まるのを予防する役割もあります。

通常、硬性装具を装着して**3ヵ月ほどで痛みはある程度改善し、3～6ヵ月くらい**

体幹装具（硬性装具）の例

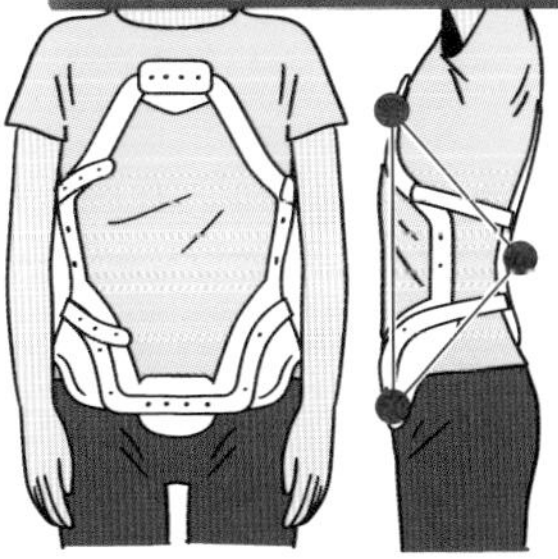

胸骨・恥骨・後方のパッドの3点支持で
体幹を固定する装具（ジュエット型）の例

たてば骨折部がくっつきます。 しかし、3ヵ月が過ぎても骨の癒合（くっつくこと）が遅れ、痛みが改善しなければ、骨折してつぶれた椎体にセメントを充填して復元し背骨を安定させる**手術（BKP＝経皮的椎体形成術）**も適用となります。

高齢者の椎体骨折は**骨粗鬆症**から起こります。そのため、椎体骨折の治療と並行して、骨吸収（古い骨が分解される）を遅らせる「SERM（選択的エストロゲン受容体調節薬）」「ビスホスホネート製剤」、骨の形成を促す「PTH製剤（副甲状腺ホルモン受容体作動薬）」などを用いた薬物療法で骨密度を高め、再発を予防します。

硬性装具を装着している間は体を曲げたりねじったりする運動はしてはいけませんが、足の筋力を維持するために軽い歩行訓練などは必要です。**骨がついて体幹装具が取れたら、「1分ほぐし」（第5章以降を参照）で背骨を支える筋力をつけたり、患部への過度の負担を抑えたりする運動療法を始めます。** 前屈時に体幹（胴体）を曲げることをくり返すと、再び骨折が生じる恐れがあるので、**日常生活では股関節を曲げて前屈するクセをつける必要があります。** また、運動で骨に適度な負荷をかけて刺激を与えると骨密度が高まるので、骨粗鬆症の改善につながり、椎体骨折や、寝たきりにつながりやすい下肢のつけ根（大腿骨近位部）の骨折を予防することにもつながります。

消炎鎮痛薬で炎症を抑え 患部の負担を除く運動療法で完治が望める

誰でも20歳になるころから髄核（椎間板の中心にある軟らかい軟骨）の水分がしだいに失われ、椎間板（椎骨と椎骨をつなぐ軟骨組織）の弾力性が低下してきます。そのため比較的若い世代でも、重い物を持ち上げる作業をくり返したり、激しいスポーツで腰を頻繁に動かしたりして椎間板に強い負荷がかかると、椎間板を傷めて**「椎間板性腰痛」**を発症することがあります。前屈時痛タイプの腰痛で腰椎椎間板ヘルニアや椎体骨折が見つからない場合は、主に椎間板性腰痛か腰椎終板炎（48ページ参照）が疑われます。

椎間板性腰痛は診断が難しいのですが、炎症を見つけやすい**STIR**方式（23ページ参照）の**MRI**（磁気共鳴断層撮影）の検査画像で、high intensity zone（HIZ＝高信号領域）というサインを見つけることで診断を確定できることがあります。どうしても診断がつかない場合は、専門医で椎間板造影*を行い診断を確定します。

症状が軽ければ非ステロイド性消炎鎮痛薬（NSAIDs）で痛みを和らげながら

＊椎間板に針を刺して造影剤を注入し、椎間板の変性の度合いを見る検査。

様子を見ます。しかし、**椎間板性腰痛の最も有効な治療は、運動療法**です。ほとんどの椎間板性腰痛は、**運動療法で完治**が望めます。

椎間板性腰痛は、毎日の生活やスポーツのさいの体の使い方や、姿勢のクセによる負担が患部に蓄積されて発症します。したがって、腰椎だけでなく背骨全体をしなやかに使って腰を動かしたり、股関節や太もも裏の筋肉（ハムストリングス）を柔軟にしたりする運動療法を行い、**椎間板に集中する負担を分散することがポイント**です。そうすれば椎間板に生じた炎症が治まり、痛みが和らいでいきます。

「1分ほぐし」（第5章以降を参照）を行うと、椎間板を傷めるような体の使い方のクセを正し、体幹（胴体）の筋力を強化して、腰椎を安定させることができます。**運動療法の中でも、椎間板内圧を減少させることが期待できるエロンゲーション（背骨を縦方向に伸ばすこと）がとても有効**です。今ある痛みを和らげるために役立つだけでなく、腰痛を一生起こさない体づくりにもつながります。

スポーツ選手や仕事の都合などで痛みをすぐに取りたい場合には、椎間板内に直接、**「椎間板内ブロック注射」***をすることもあります。保存療法（手術以外の治療法）を続けても効果が得られない場合には、局所麻酔下で内視鏡を用い、**ラジオ波で炎症部位を焼く手術（サーマル・アニュロプラスティー）**を行うこともあります。

＊ブロック注射＝患部に直接、局所麻酔薬を注射し、痛みの信号が脳へ伝わるのをブロックして痛みを消す治療法。痛みを発している部位を特定する確定診断の検査目的で用いる場合もある。

前屈時痛タイプ④ 腰椎終板炎（モディック変化）

消炎鎮痛薬と患部の負担を除く運動療法が効果大

「腰椎終板炎」は診断が難しく、原因不明とされることも多い腰痛ですが、診断が確定したら、まずは非ステロイド性消炎鎮痛薬（NSAIDs）で炎症を鎮める治療を行います。痛みが頑固な場合は、少量のステロイド薬や抗生物質*を使用することもあります。そのうえで、痛みが強まるような動作をさけて過ごせば、炎症が治まるにつれて症状は和らいできます。スポーツ選手や仕事の都合などで痛みをすぐに取りたいという希望がある場合は、椎間板の内部に直接局所麻酔薬を注入する、**「椎間板内ブロック注射」**（65ページ注参照）を行う場合もあります。ブロック注射は炎症を起こしている部位にピンポイントで薬が注入されるため、即効性があります。ただし、痛みが改善したからといって、発症前と同様の体の使い方をしていては、再び炎症が起こり、腰痛に見舞われることになります。痛みが取れたら運動療法を始めましょう。

椎間板には上半身の重みが常に乗り、体を動かすたびに負荷がかかります。このと

＊腰椎終板炎はアクネ菌の感染が原因というデンマークの研究報告があるため、抗生物質を使用する。

き体幹（胴体）の深部にある筋肉がしっかり働いていれば、筋肉がコルセットのような役割を果たし、椎間板が椎体と接する部位の終板にかかる負担を分散できます。逆に筋力不足や、うまく筋肉を働かせられないために姿勢がくずれると、腰椎が不安定になり、終板に偏った力がかかり、腰椎終板炎が発症する原因を作ってしまいます。

そこで、腰椎終板炎の治療では、**運動療法で体幹の深部筋を鍛えると効果的**です。どんな動きをしても腰椎だけを動かすことなく、椎間板にかかる負担を分散できる体づくりをすれば、腰痛の改善だけでなく、再発予防にも有効です。**「１分ほぐし」**の中でも特に**「体幹安定呼吸」**（80ジペー参照）は、体幹深部筋を鍛えるために効果的で、腰椎を安定させて腰椎終板の炎症を抑え、痛みを軽減する効果が期待できます。

腰椎終板炎で手術をすることはまれですが、保存療法で効果が見られず痛みが長引く場合には、**椎骨どうしをネジで固定する「椎体間固定術」**という手術を行い、腰椎終板の炎症を起こらなくすることもあります。椎体間固定術を行うと、固定した椎骨の間は動かなくなってしまうので適用は慎重に行います。そこで、比較的若い人や活動性の高い人に対しては、**全内視鏡下で変性した椎間板を部分切除し、さらに洗浄したうえで椎体の終板をラジオ波で焼く「椎間板クリーニング手術（FEDC）」***を行うこともあります。

＊FEDC＝Full-Endoscopic Disc Cleaning（全内視鏡下椎間板クリーニング手術）。局所麻酔で約８ミリの切開ですむため、体への負担が小さい。

血管拡張薬と狭窄部位をゆるめ体幹を安定させる運動療法で改善

「腰部脊柱管狭窄症」は、「手術をしないと治らない」といわれることがありますが、そんなことはありません。たとえ高齢でも下肢のマヒや膀胱直腸障害（排尿困難・頻尿・失禁・便秘など）がなければ、**薬物療法や運動療法で手術を回避し、症状を改善することは十分に可能**です。

脊柱管狭窄症の治療は、まずはつらい症状の軽減から始めます。非ステロイド性消炎鎮痛薬（NSAIDs）、血管拡張薬（プロスタグランジンE1製剤）、神経障害性疼痛治療薬などを用いて、腰痛・坐骨神経痛、下肢の痛み・しびれといった症状を取り除いていきます。

しかし、脊柱管狭窄症そのものを治せる特効薬はまだありません。薬はあくまでも対症療法（病気の原因を除くのではなく現れた症状に応じて行う治療法）です。**脊柱管狭窄症の症状を根本的に改善するには、運動療法が重要**です。

脊柱管狭窄症の患者さんには、**太もも前面の筋肉（クアド＝大腿四頭筋）が硬い人や、胸椎（背骨の胸の部分）の柔軟性に欠ける**人が多く見受けられます。太もも前面の筋肉が硬いと、体を反らすときに腰椎（背骨の腰の部分）、中でも第4・第5腰椎に負担が集中する原因になります。胸椎が柔軟に動かせない場合も同様で、体を反らすさいに腰椎ばかりが過剰に反り、そこに負担が集中します。また、脊柱管狭窄症の患者さんはそもそも体幹（胴体）が弱く腰椎の安定性に欠ける傾向があるので、体幹深部にある筋肉をうまく働かせ、腰椎を安定させることも大切です。

これを改善するには、**「1分ほぐし」**（第5章以降を参照）で太もも前面の筋肉や胸椎を柔軟に動かせるような体づくりをすること、体幹深部筋を働かせて腰椎をしっかり支えられるようにすることが重要です。

ただし、下肢のマヒや膀胱直腸障害がある場合、あるいは間欠性跛行（こま切れにしか歩けなくなる症状）で一度に100メートルも歩けないような重い歩行障害がある場合には、**脊柱管を物理的に広げて神経への圧迫を除く手術（除圧術）**が検討されます。従来、脊柱管狭窄症の手術といえば全身麻酔が必要で、高齢者や循環器・呼吸器に持病のある人は手術が受けられませんでしたが、現在は、**局所麻酔下の内視鏡手術が可能**です（137ページ参照）。

大人になるにつれて腰痛は消え、予防にはクアドと胸椎の柔軟性が必須

「腰椎分離症」は椎骨の後部にある**椎弓に起こる疲労骨折***です。ポキッと骨が一瞬で折れるのではなく、最初はごく浅いヒビが入り、それがジワジワと広がっていきます。そのため、骨折したという自覚がないまま、腰痛に悩まされることもあります。

ヒビが浅い初期やヒビの幅が小さい進行期のうちに発見できれば、体幹装具で患部を固定して安静を保つことで骨が自然にくっつきます。

腰椎分離症はスポーツをする小学校高学年〜高校生の男子に多いのですが、約2〜3ヵ月は体育や部活動も含めてスポーツはお休みします。

発見時にすでに終末期（骨が完全に分離）の場合は、骨が自然につくことは望めません。しかし、痛みは成長するにつれて消えてくるので、高校生くらいまでの成長期の間、非ステロイド性消炎鎮痛薬（NSAIDs）や体幹装具で痛みをコントロールしていくことで、成人してからトップアスリートをめざすことも可能です。

*疲労骨折＝骨の同じ箇所にくり返し加わる小さな力によって起こるヒビや骨折。

腰椎分離症の進行過程

（背骨を背面から見たところ）

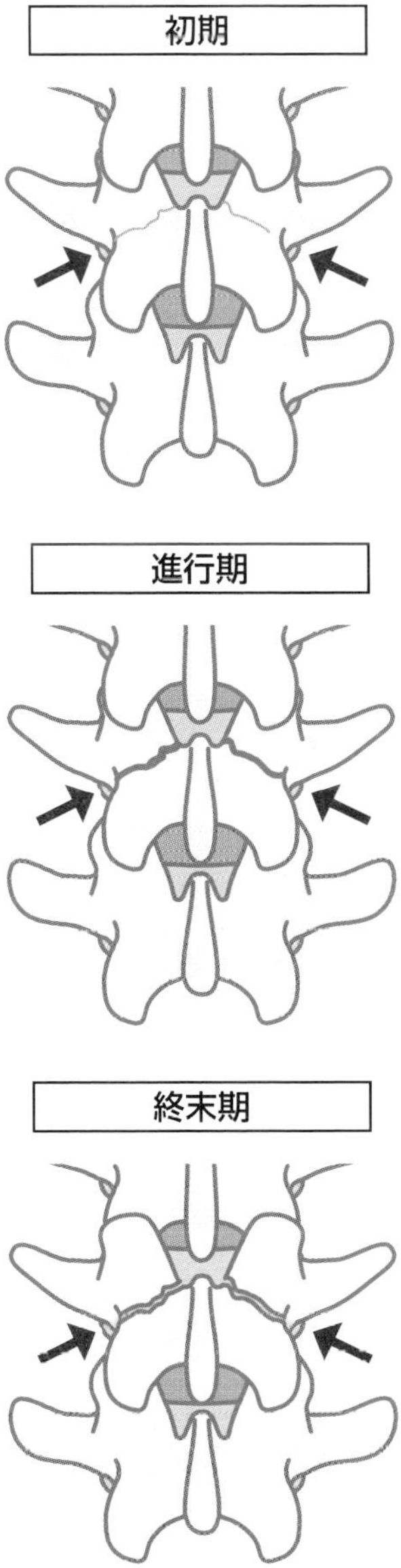

初期

進行期

終末期

成長期に、腰椎分離症から椎骨が前後方向にずれる**「すべり症」**になることがあり、これにより神経が圧迫されて慢性腰痛が起こった場合は、神経の圧迫を取り除く手術をする場合もあります。また、中高年になると分離部が肥厚して**「腰部脊柱管狭窄症」**（50ページ参照）になることもあるので、子供のころ腰椎分離症になったことがある人は**「1分ほぐし」**（第5章以降を参照）で体幹（胴体）を鍛え、腰椎を安定させておくことが重要です。下肢や胸椎が硬い子供は腰椎ばかりを動かすため、腰椎分離症を発症しやすくなります。子供のころから**「前ももストレッチ」**（120ページ参照）などでクアドのストレッチ、また、**「背中丸めストレッチ」**（118ページ参照）などで胸椎のストレッチをしておくと、日常動作で腰椎にかかる負担が減り、腰椎分離症の発症や再発を防ぐことができます。

消炎鎮痛薬で炎症を抑え患部の負担を除く運動療法で治せる

「椎間関節性腰痛」では、椎間関節が傷むことがもとで脊柱管（背骨の神経の通り道）や椎間孔（椎骨の左右にある脊髄から分かれた神経の出口）が狭まり、腰部脊柱管狭窄症を併発していることが少なくありません。その場合、ＭＲＩ（磁気共鳴断層撮影）検査で脊柱管が狭まっていることが認められ、脊柱管狭窄症が腰痛の原因とされて手術となることがあります。ところが、手術を受けたにもかかわらず腰痛が残るといったことが起こります。このように、**脊柱管狭窄症の手術後にも腰痛が続いている人は、椎間関節性腰痛が見逃されている疑い**があります。なお、椎間関節性腰痛の場合は手術が必要になることはほとんどありません。

椎間関節性腰痛は診断が難しく、原因不明とされることの多い腰痛ですが、通常のＭＲＩ検査で椎間関節に炎症反応として現れる水腫（組織に水がたまること）を見つけるか、ＳＴＩＲ方式（23ページ参照）のＭＲＩ検査で炎症を見つけ、その部位に局所麻酔薬、または局所麻酔薬に消炎効果のあるステロイド薬を混合したブロック注射をして、痛みが消えれば椎間関節性腰痛であると確定できます。

治療は、非ステロイド性消炎鎮痛薬（NSAIDs）の内服で痛みを鎮めることもありますが、患部にピンポイントでブロック注射するほうが効きめが早く、完治もしやすいといえます。ブロック注射は一度ですむ人もいれば、何度かくり返すうちに痛みが徐々に引いてくる人もいます。痛みが強い間は体幹装具を着用し、本来の腰椎（背骨の腰の部分）の形を維持するのも効果的です。

椎間関節性腰痛は、腰を反らしたときやねじったときに、椎間関節に負荷がかかりすぎることから起こります。したがって、ゴルフや野球などのアスリートだけでなく、一般の中高年も、ブロック注射などで痛みが和らいだからといって油断せず、腰の正しい動かし方を身につけて、症状の悪化や再発を防ぐことが重要です。

具体的には、**運動療法**で**体幹（胴体）の深部にある筋肉を鍛え**、**胸椎（背骨の胸の部分）や股関節を柔軟に動かせるように**して**反り腰を正す**ことで、椎間関節の負担を除きます。そのためには、**「1分ほぐし」**の中でも特に、体幹を安定させる**「体幹安定呼吸」**（80ページ）、太もも前面を柔軟にする**「うつぶせお尻キック」**（110ページ）などのエクササイズがおすすめです。

腰椎の過度の伸展を抑える運動療法で痛みを除くのが重要

「バーストラップ痛」は、腰椎（背骨の腰の部分）の過伸展（反らしすぎ）が原因で椎骨の後方にある上下の棘突起（背骨の後方の背中側に張り出した突起）どうしがぶつかって炎症を起こす病気です。

治療は、痛みが強いときは非ステロイド性消炎鎮痛薬（NSAIDs）の内服や、炎症部位にブロック注射をすることで痛みが和らぎますが、**胸椎（背骨の胸の部分）の可動域を広げて腰椎の反らしすぎを抑える運動療法**が有効です。背骨の背中側を一気に伸ばす**「背中丸めストレッチ」**（118ページ）、椎間関節（背骨の背中側にある関節）や胸郭（肋骨に囲まれた部位）を気持ちよく伸ばせる**「ラットストレッチ」**（114ページ）などの**「1分ほぐし」**を行って腰椎の過伸展を抑え、痛みを抑えることが重要です。

保存療法で効果がない場合には、棘突起どうしが接触しないよう骨を削る手術を行います。当院では、局所麻酔による内視鏡下での手術が可能です。

第5章

腰痛・坐骨神経痛を治す運動療法は「鍛える」から「整える」時代に！
腰椎に一点集中する負担を分散し今ある痛みを高い再現性で除く
全腰痛共通の「1分ほぐし」

腹筋や背筋を闇雲に鍛える従来の運動療法は効果薄で、発痛原因を除き新たな炎症や神経の圧迫を抑える運動療法こそ腰痛解消への近道

「体幹（胴体）の筋肉を鍛える」と聞くと、あおむけに寝て上体を起こす腹筋運動や、うつぶせで上体を持ち上げる背筋運動などの筋トレを想像する人が多いでしょう。ただ、腹筋や背筋に闇雲に力を込めて鍛える運動は、腰痛の運動療法としてはほとんど効果がありません。筋骨隆々としたアスリートが腰痛や坐骨神経痛で悩むことからもわかるように、腰痛・坐骨神経痛の運動療法は、**単に筋肉量を増やすのではなく、腰に負担をかけない正しい腰の動かし方や体の使い方を身につけることが目的**です。きつい筋トレとは全くの別物で、**体を「鍛える」というよりは「整える」ことに主眼**を置いています。本書で紹介する**徳島大学病院式「1分ほぐし」**は、実際にやってみるとあっけないほどやさしく、**高齢者や筋力のない人でも簡単に行えます**。腰痛・坐骨神経痛の原因を取り除くと同時に、新たな炎症や神経の圧迫が起こらない体の動かし方を効率的に学ぶことができ、**腰痛と決別する一番の近道**となるでしょう。

患部の新たな炎症や神経の圧迫は腰椎に集中する負担を分散すれば除かれ、長引く痛み・しびれがおのずと治まる

腰痛の8大原因（35ページ参照）には、大きく分けて、体を前に曲げると痛む**前屈時痛タイプ**と後ろに反らすと痛む**後屈時痛タイプ**がありますが、どちらにも共通するのは**「腰椎（背骨の腰の部分）ばかりを動かしすぎる」**という点です。腰痛がない毎日を送るには、**どんな腰痛タイプでも「腰椎を安定させて過度に動かすことなく体を動かす」ことが大切**です。体を前に曲げると痛むならば、**腰ばかりを曲げずに胸椎（背骨の胸の部分）をしなやかにカーブさせ、股関節もしっかり曲げる**ことで、痛みなく前屈することができます。体を反らすと痛む場合も、**胸椎をなめらかに反らし、股関節を伸ばせば**、腰ばかりを反らすことなく後屈することが可能になるのです。

「1分ほぐし」でこのような体の正しい使い方を身につければ、**腰椎に集中する負担が分散され、体を動かしても炎症や神経の圧迫が起こらなくなり、長引く痛みもしびれもしだいに治まっていく**でしょう。

腰痛の運動療法で最重要ポイントは、第一に腰椎と隣り合う胸椎と股関節の可動性アップ、第二に腰椎の過度の動きを抑える体幹の安定性の向上

ニュートラルゾーンとエラスティックゾーン

胸椎・股関節が硬いと、腰椎が意識せずに可動域を超えるような大きな動きを強いられ、腰痛・坐骨神経痛を招く

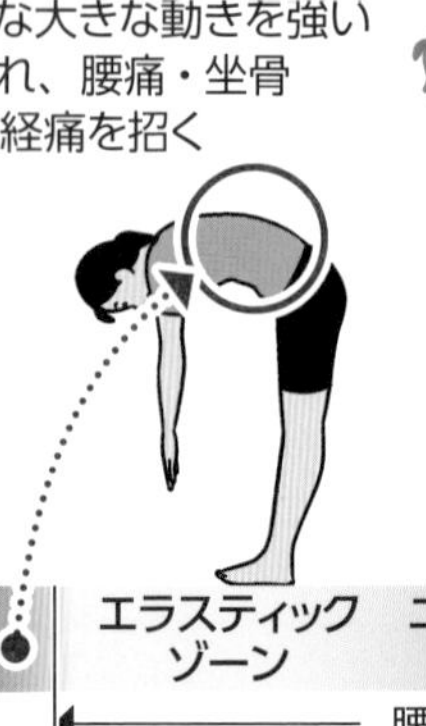

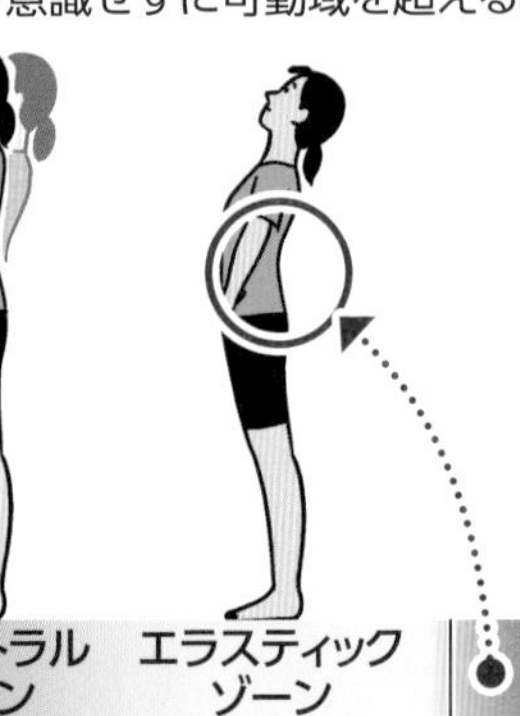

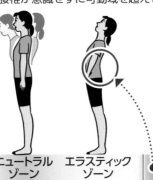

腰を前後に曲げたり反らしたりするとき、特別に力を入れずにらくに動かせる範囲を専門的には**「ニュートラルゾーン」**[*1]といいます。さらに前屈・後屈すると、おなかや背中が引っぱられて意識的に筋肉に力を入れるようになり、やがて背骨や股関節の可動域の限界に達します。この範囲を**「エラスティックゾーン」**[*2]といいます。エラスティックゾーンの姿勢や動作では、自分が思っている以上の過剰な負担が腰椎（背骨の腰の部分）に集中することがあります。これをくり返すと**腰椎を構成する椎間板や椎間関節などにダメージが蓄積し、腰痛や坐骨神経痛が生じる**と考えられます。

自分が思う以上の過剰な負担が腰椎に集中するのは、どん

＊1　ニュートラル（neutral）＝中立の、偏らない
＊2　エラスティック（elastic）＝弾力的な、変動する

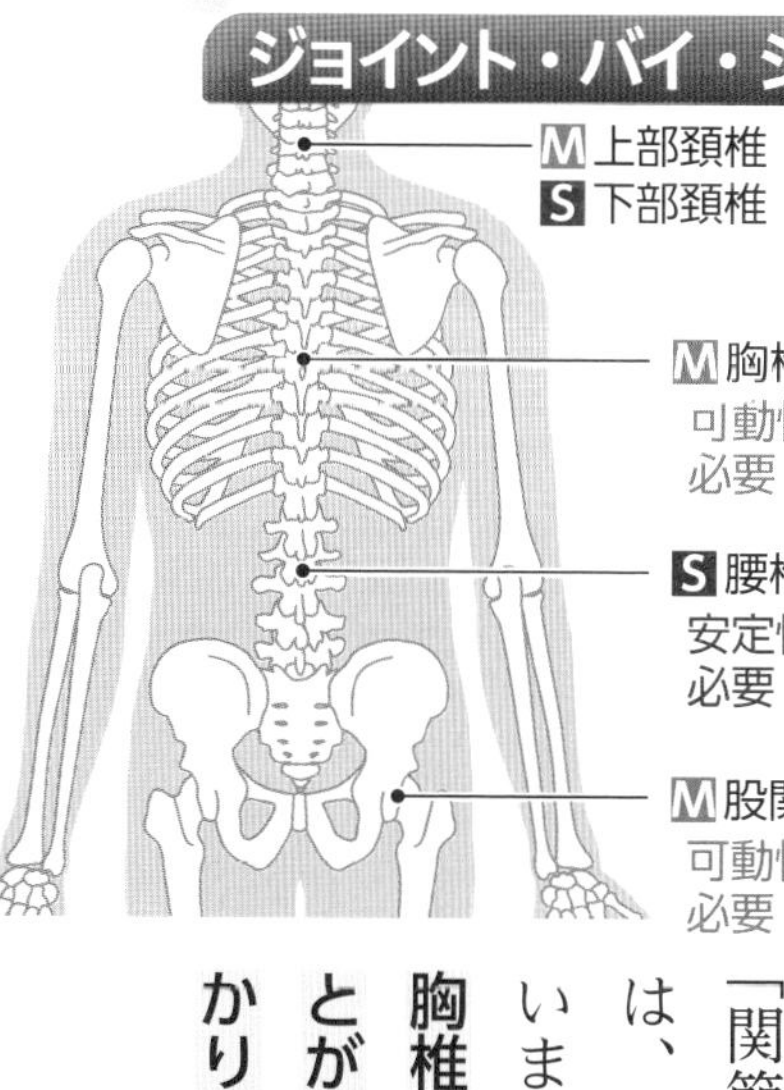

な場合でしょうか。スポーツ医学の「ジョイント・バイ・ジョイント・セオリー」では、**「体の主な関節は可動性（動かしやすさ）が必要な関節（モビリティ関節）と安定性が必要な関節（スタビリティ関節）が交互に並んでおり、補い合っている」**と考えられています。**腰椎は安定性が必要なスタビリティ関節、隣り合う胸椎（きょうつい）（背骨の胸の部分）と股関節は可動性が必要なモビリティ関節**です（図参照）。

しかし、胸椎と股関節が硬くて可動性が低いと、代わりに腰椎が大きく動いて思った以上に曲がったり反ったりします。これには、腰椎はほかの骨の支えがないため不安定で動かしやすい構造であるという点が関係しています。**胸椎や股関節が硬いと、腰椎の不安定さと動かしやすさが裏目に出て、自分では意識しないうちに、腰椎のどこかだけが大きな負担を引き受けてしまう**のです。一般に「関節はよく動くほうがいい」とされますが、腰椎に関しては、可動性よりも安定性を優先しないと、腰痛を招いてしまいます。そこで**腰痛の運動療法では、まずは腰椎と隣り合う胸椎と股関節がよく動くようにして腰椎の動きすぎを防ぐことが重要です。さらに、腰椎を取り巻く体幹（胴体）をしっかり安定させれば、腰痛はらくに改善**します。

朝 夜

あおむけで1分やるだけで体幹深部筋が強まり、動作時に腰椎が安定して負担も腰痛も減る「体幹安定呼吸」

腰椎（背骨の腰の部分）にはほかの骨の支えはありませんが、体幹（胴体）の筋肉に支えられています。中でも**体幹深部筋**（体の深いところにある筋肉）である**腹横筋**は、おなかをぐるっと取り巻いて、天然のコルセットのような役割を果たします。腹横筋をしっかり働かせて体幹を支え、腰椎を安定させると、前屈時痛・後屈時痛どちらの改善にも効果的です。

腹横筋は、息を吐いておなかがへこむと収縮します。あおむけでおなかを軽くへこませて深く呼吸する**「体幹安定呼吸」**は、腹横筋を働かせるコツがらくに身につく1分ほぐしです。起床時や就寝前に寝たまま行えるので、毎日の習慣にしましょう。続ければ、意識しなくても腹横筋がしっかり働くようになり、腰痛の軽減に役立ちます。

腹横筋収縮で腰椎安定

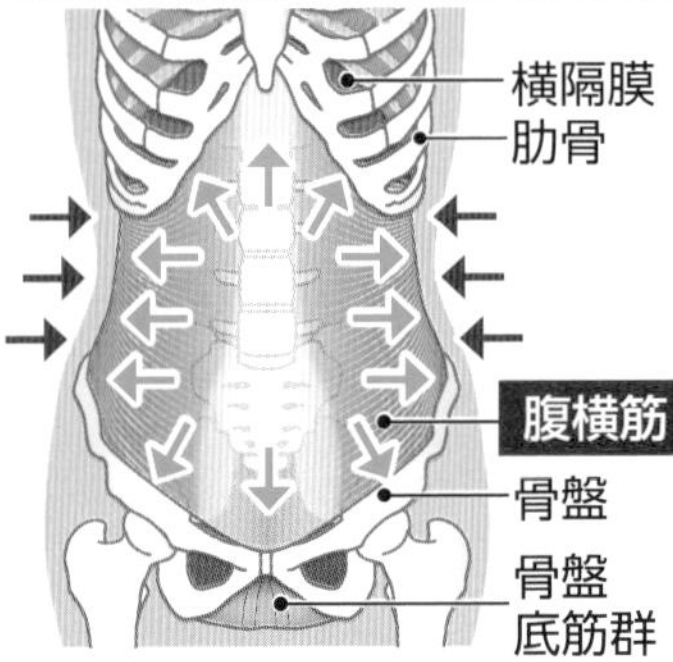

腹横筋が収縮（➡）すると腹圧が高まり（➡）、腰椎が安定する

朝　夜

体幹安定呼吸

1 あおむけに寝て両足を腰幅に開き、ひざを立てる。
両手で腰骨を軽くつかむ。

2 3～4秒ほどかけて鼻から息を限界まで
吸い込む。

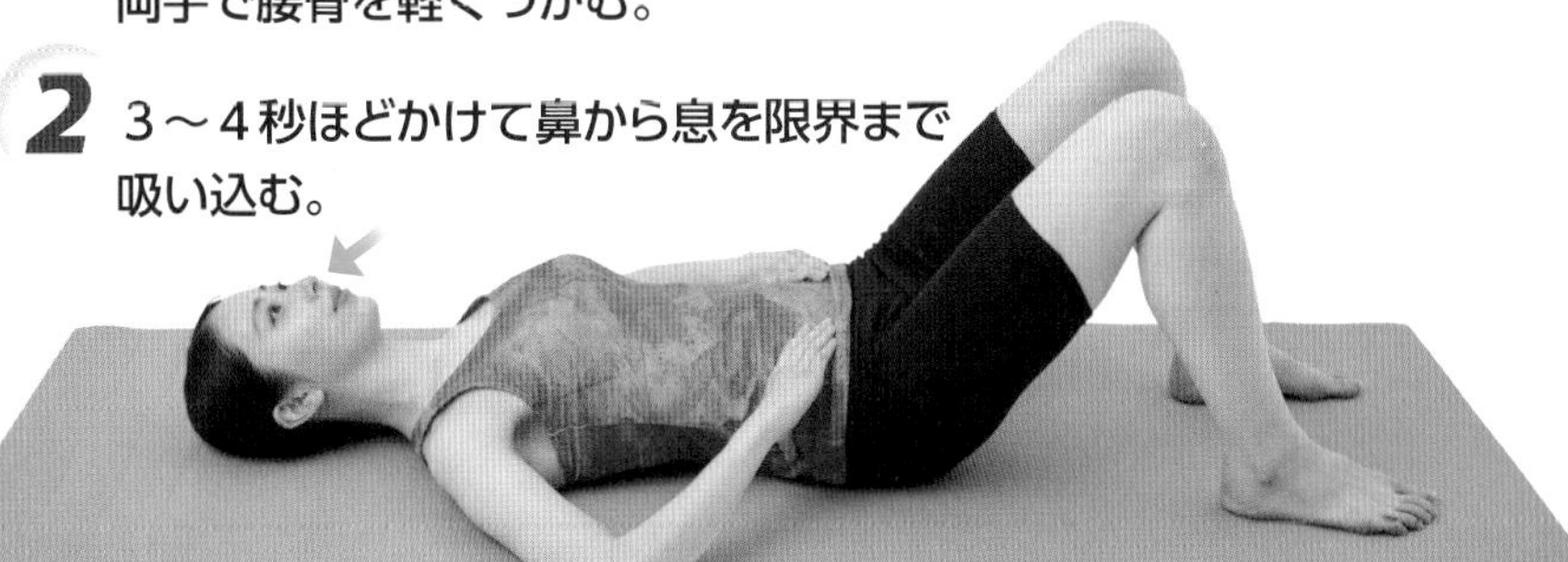

3 6～8秒ほどかけて口から息を吐きながら、
ヘソを体の中へ引き込むように
おなかを軽くへこませる。

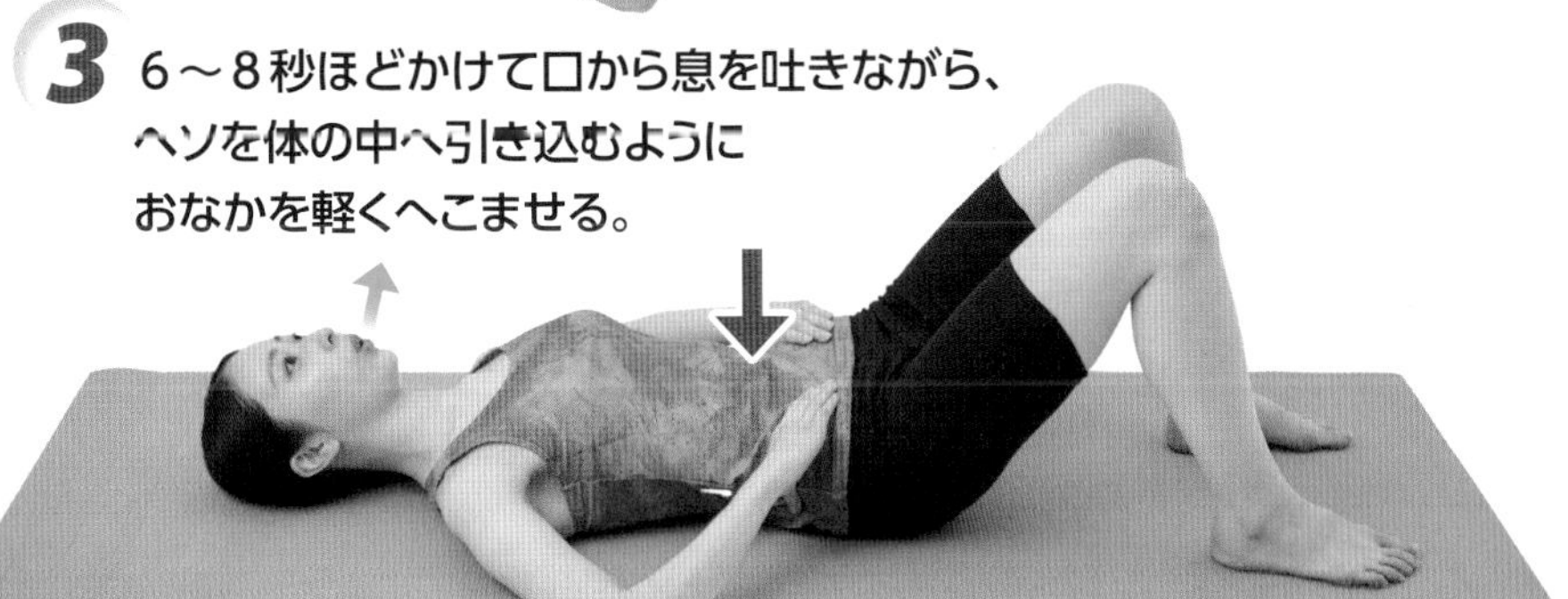

4 両手の指で腰骨の内側を軽く押し、筋肉が張っているのを確認する。おなかをへこませたまま、自然呼吸で10秒間キープ。

❶～❹を3回
行って1セット
約**1**分

ここに注意！

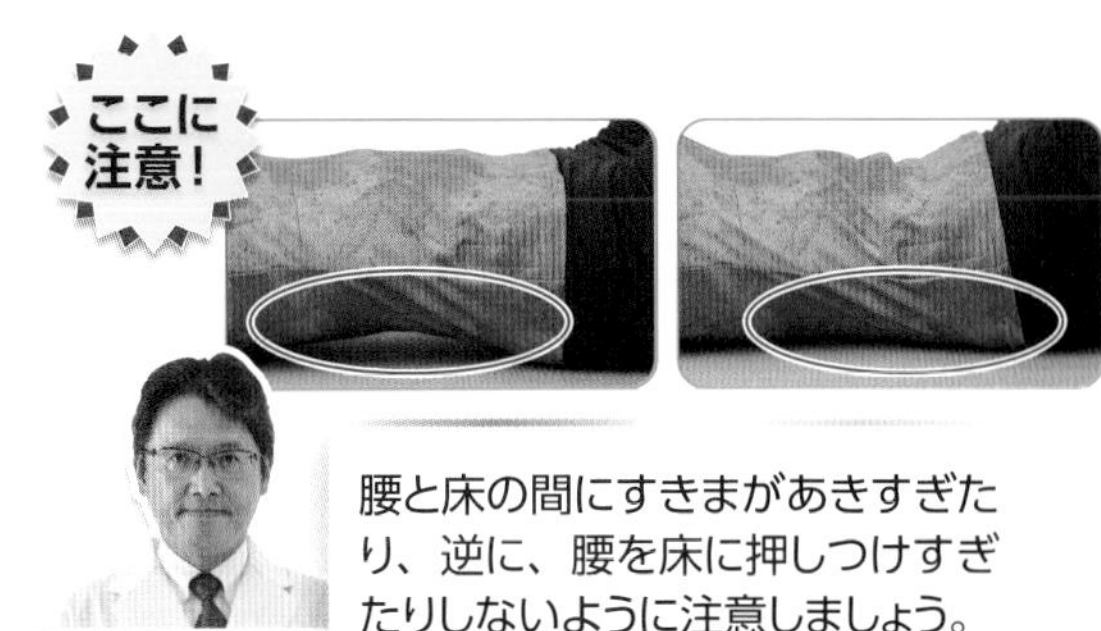

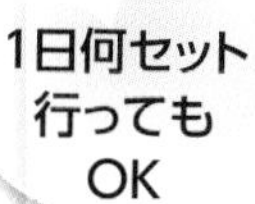

腰と床の間にすきまがあきすぎたり、逆に、腰を床に押しつけすぎたりしないように注意しましょう。

1日何セット
行っても
OK

朝 夜 肩と胸椎の可動性を高めて腰椎の負担を減らし痛みが起こりにくい背骨をつくる「あおむけバンザイ」

前屈時に腰椎（背骨の腰の部分）と隣り合う**胸椎**（背骨の胸の部分）や**股関節**、それに胸椎の動きと連動する**肩関節**が硬いと、可動域の広い腰椎が代わりに「く」の字に曲がり、大きな負担がかかります。後屈時も同様で、胸椎や股関節、肩関節の柔軟性が必要です。

1分ほぐし**「あおむけバンザイ」**は、タオルさえあれば、起床時や就寝前に寝たままできる簡単な体操です。主に肩関節を柔軟にすることができ、**前屈時痛タイプ・後屈時痛タイプのどちらにもおすすめ**です。

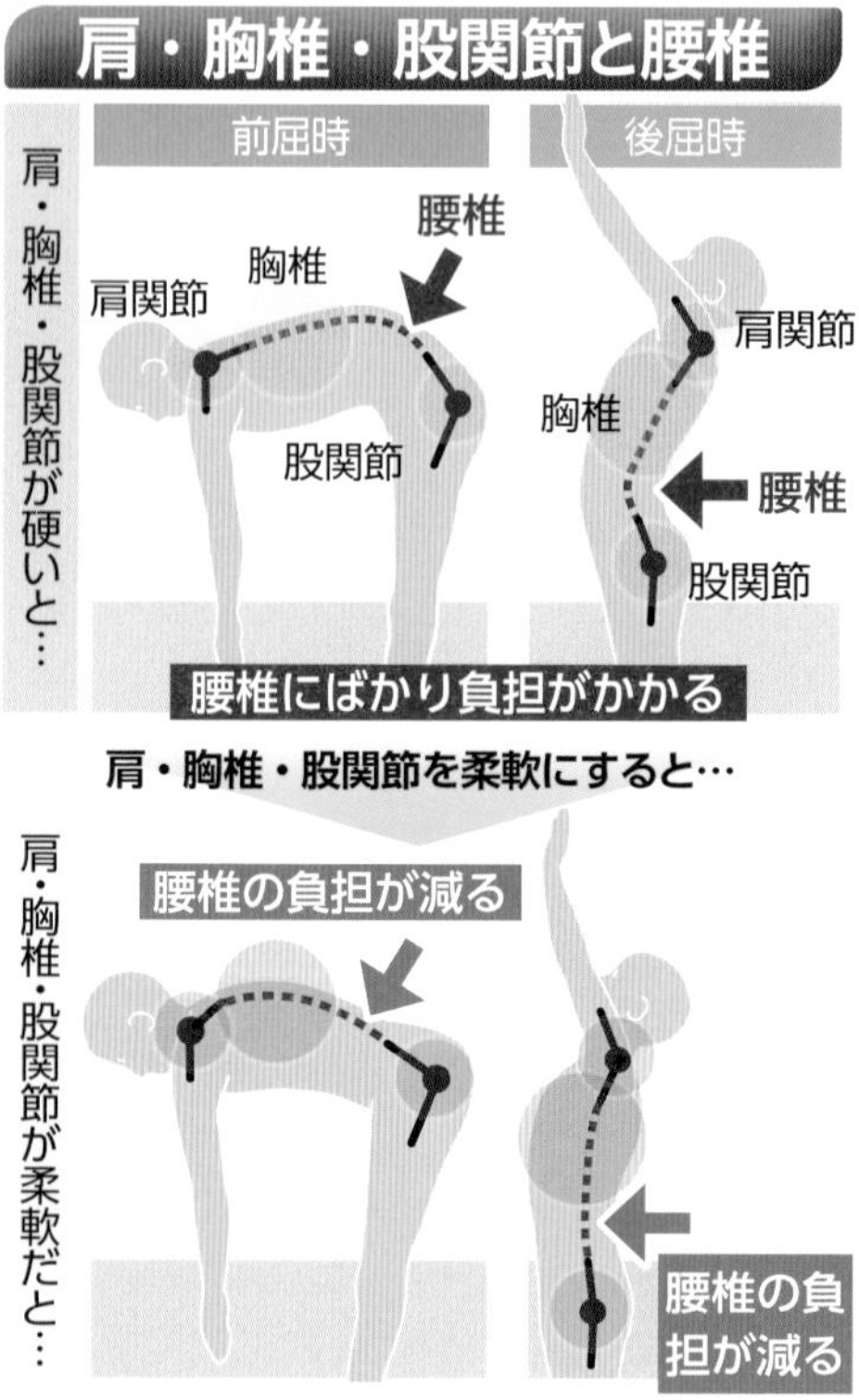

股関節を柔軟にする「あおむけ足上げひざ回し」は84ページへ

朝　夜

あおむけバンザイ

1 あおむけに寝て両足を腰幅に開き、ひざを立てる。両手でフェイスタオルの端をつかんで持つ。

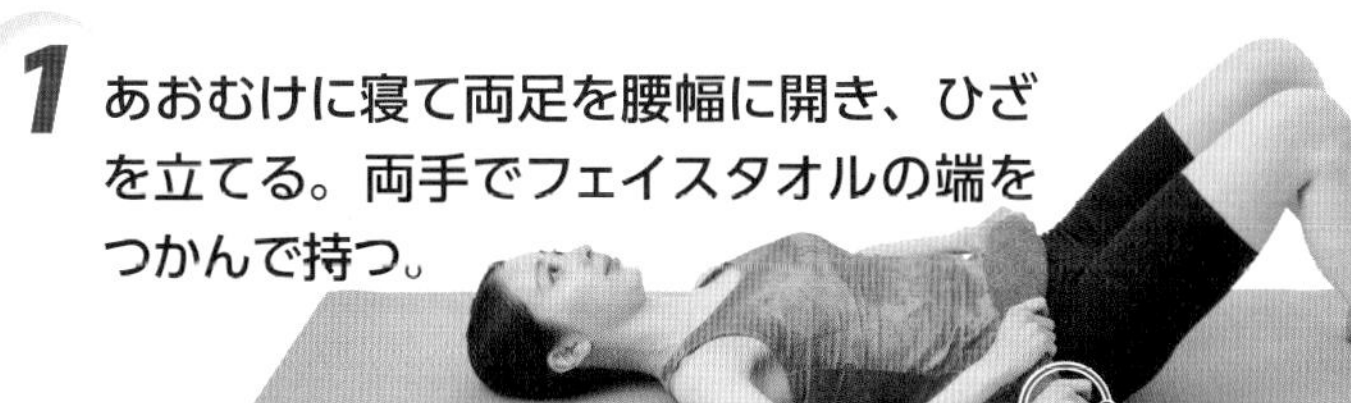

2 タオルを持ったまま、両腕を体の前に伸ばす。

タオルを持つ位置は、肩を広げられる範囲に合わせて調節する

3 口から息を吐きながら、できるところまで両腕をゆっくりと頭上へ動かしていく。

4 鼻から息を吸って背すじを伸ばし、口から息を吐きながら、ゆっくりと❶の姿勢に戻る。

ヘソを体の中へ引き込むようにおなかをへこませながら行う

両手は無理に床に着けなくてもいい
できるところまで肩を伸ばす

❶〜❹を
3〜5回行って
1セット
約**1**分

1日
2〜3セット
が目安

ここに注意！

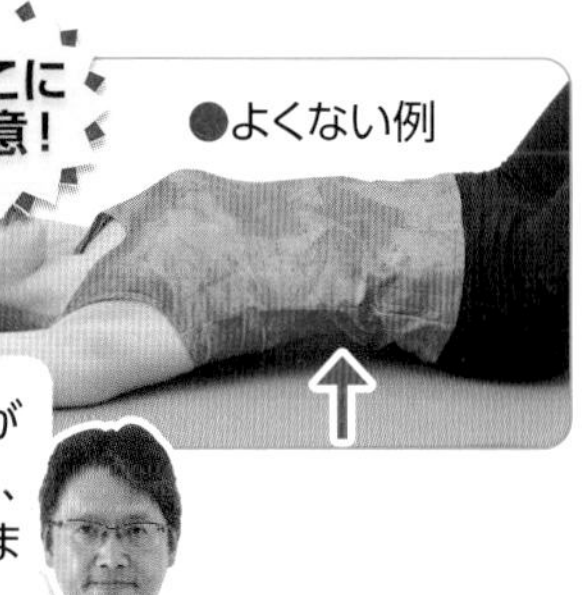

両腕を上げたとき腰が床から浮かないよう、しっかりおなかをへこませながら行いましょう。

朝 夜 多方向に動く股関節をほぐして動作時の腰椎の過度の動きを抑え腰痛も減らす「あおむけ足上げひざ回し」

股関節は前後左右、左右の回旋（太ももをひねる動き）など、多方向に動かすことができます。人体の関節の中では肩関節に次いで可動域（関節を動かせる範囲）が広く、本来は動かしやすい関節です。「ジョイント・バイ・ジョイント・セオリー」（79ジペー参照）でも、股関節は可動性が必要な関節（モビリティ関節）とされています。ところが、**股関節が硬くて動かせる範囲が狭まっている人が多く**、体を前に曲げるときにも反らすときにも、あるいは移動するときにも、隣り合う関節である腰椎に大きな負担がかかってしまいます（82ジペーの図参照）。

1分ほぐし**「あおむけ足上げひざ回し」**は、あおむけに寝たままひざに手を当てて回すことで、**腰に負担をかけることなく股関節を効果的にほぐすことができる**エクササイズです。起床時や就寝前に股関節をほぐして柔軟にすれば、体を動かすときの腰椎の過度の動きを抑えたり、腰痛の発生を減らしたりすることができます。

朝　夜

あおむけ足上げひざ回し

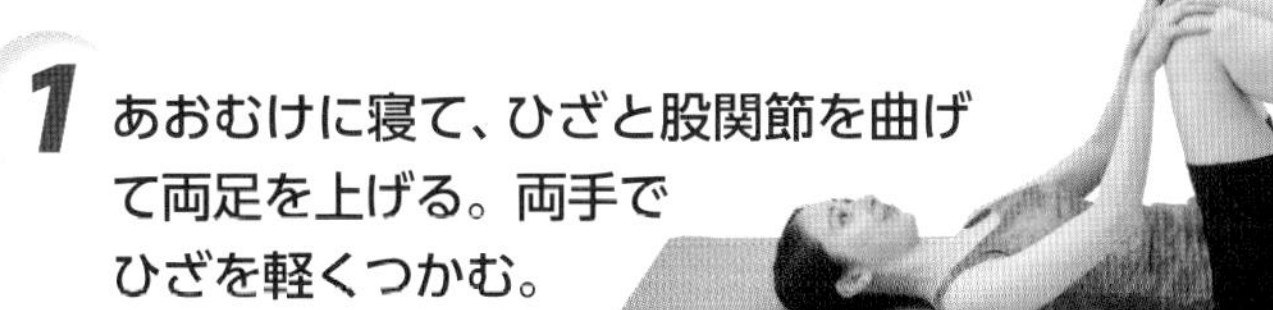

1 あおむけに寝て、ひざと股関節を曲げて両足を上げる。両手でひざを軽くつかむ。

2 両ひざをゆっくり大きく柔らかく回して股関節をほぐす。外側、内側と交互に3回ずつ行う。

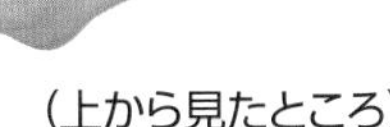

（上から見たところ）

骨盤が前傾・後傾しないよう、おなかをへこませる

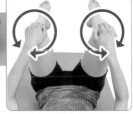

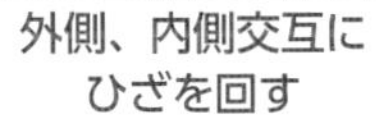

外側、内側交互にひざを回す

3 腕と足をゆっくりと下ろし、ひざを立てる。

4 鼻から息を吸いながら股関節が直角になるまで右足を上げ、口から息を吐きながら右足を下ろす。左足も同様に行う。

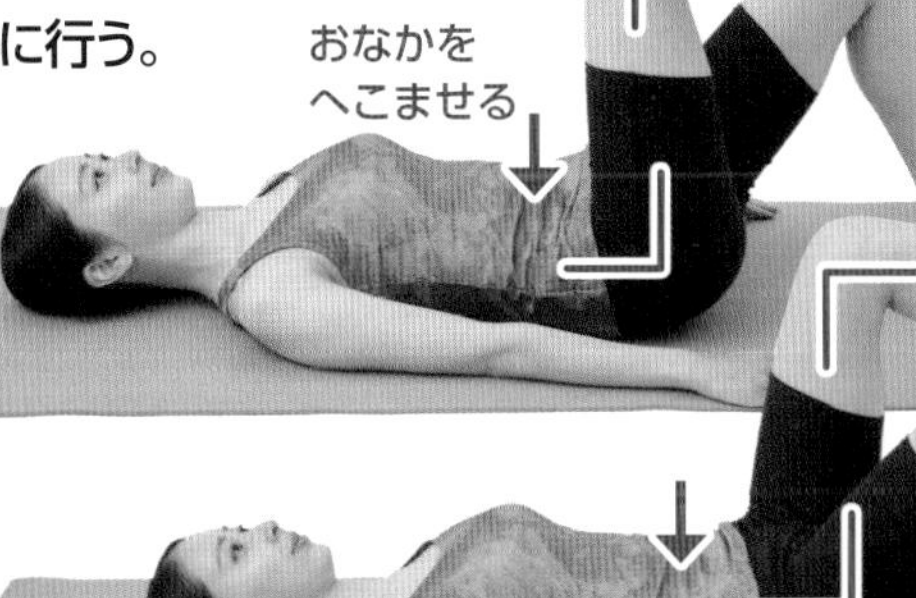

❶～❸の後❹を２～３回行って1セット
約1分

1日
２～３セット
が目安

昼 腰痛が起こりにくい背骨形状を安定的に保つ姿勢と動作が自然と身につきらくに歩ける「壁もたれスクワット」

日中、私たちの背骨はさまざまに動きます。スマートフォンの操作や重い物を持ち上げるために前かがみになったり、洗濯物を干そうとして腰を反らしたり、呼ばれて振り返ればひねったりもします。どんな動作をしても腰椎(ようつい)に負担が集中することなく、椎骨すべてがなめらかに動き、動作を終えて上体をまっすぐに起こせば、背骨本来の自然なS字カーブに戻るのが理想です。しかし、忙しく活動しているうちについつい体の動かし方や姿勢のクセが出て、背骨本来のカーブがくずれがちです。

そこで日中の活動の合間には、1分ほぐし**「壁もたれスクワット」**で**背骨のリセット**をしましょう。もたれられる壁さえあれば、どこでもできる手軽なエクササイズです。壁にもたれることで背骨の自然なカーブが保たれ、**腰痛が起こりにくい、腰椎が安定した姿勢にリセット**できます。その姿勢のままスクワットをすることで下肢(かし)の筋力も強化でき、いい姿勢をキープしたまま歩いたり動いたりするのにも役立ちます。

昼

壁もたれスクワット

1 後頭部・肩甲骨・お尻を壁につけて立ち、両足を 20 ～ 30㌢前に出す。両足は腰幅に開き、両手を腰に当てる。

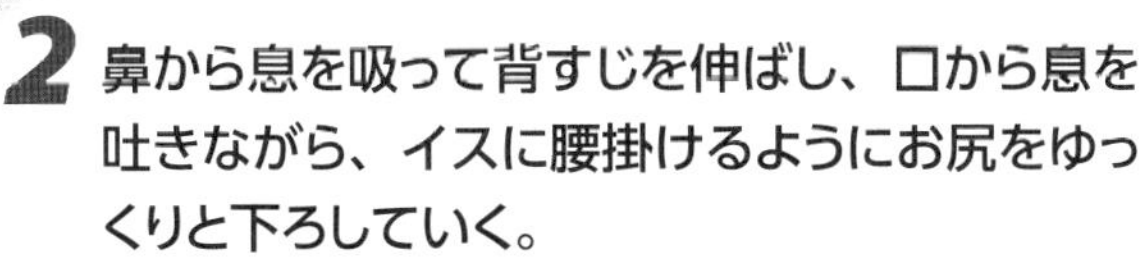

2 鼻から息を吸って背すじを伸ばし、口から息を吐きながら、イスに腰掛けるようにお尻をゆっくりと下ろしていく。

3 できるところまでお尻を下ろしたら、一度鼻から息を吸い、口から息を吐きながら、ゆっくりと❶の姿勢に戻る。

腰が反らないよう注意

20 ～ 30㌢

ここに注意！

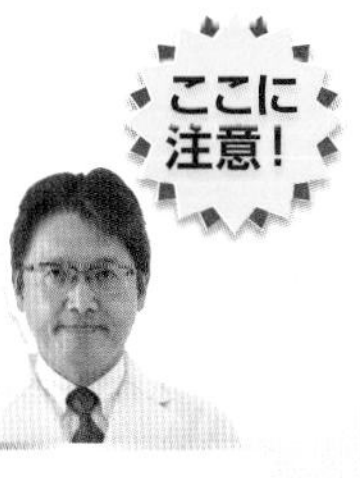

正しい背骨の形を保つには、壁から後頭部・肩甲骨・お尻が離れないようにすることが重要です。

腰が反らないように、おなかをへこませながら行いましょう。

❶～❸を３～５回行って１セット
約1分

転倒に注意　すべりにくい床で行う

1日
2～3セット
が目安

昼 体幹を安定させたまま肩と股関節の可動性が一度に高まり腰痛を和らげる1分ほぐし「壁押しストレッチ」

腰椎(ようつい)（背骨の腰の部分）ばかりを動かさないようにするには、**「肩」を動かせるようにすることも大切です。**

腰椎が必要以上に動いてしまいます。胸椎(きょうつい)（背骨の胸の部分）や股関節(こかんせつ)だけでなく肩関節も硬いと、腰椎が必要以上に動いてしまいます。例えば、床に落ちた物を拾おうとして腕を下へ伸ばすと、胸椎はあまり曲がらないまま肩と一緒に前に倒れ、股関節も曲がらないので、腰椎だけが前に曲がります。棚の上の物を取ろうと腕を上方へ伸ばすときに肩関節が伸びないと、胸椎や股関節もあまり動かず、腰椎だけが反ってしまいます（82ページの図参照）。

そこで、壁さえあれば手軽にできる1分ほぐし**「壁押しストレッチ」**をやってみましょう。壁に両手をついて胸椎から腰椎までの体幹（胴体）を安定させたまま、気持ちよく肩関節や股関節をほぐすことができます。肩を伸びやかに動かすことができれば腰椎にかかる負担が軽減され、腰痛を和らげることができます。

昼

壁押しストレッチ

1 両足を腰幅に開いて壁の前に立ち、両腕を肩幅に開いて前に伸ばす。指先が壁に触れるくらいまで壁から離れる。

2 口から息を吐きながら、お尻を後ろに引き、両腕を伸ばしたまま上体をゆっくりと倒していく。両手のひらが壁につくくらいまで曲げたところで、ゆっくりと3回呼吸する。

3 口から息を吐きながら、ゆっくりと❶の姿勢に戻る。

肩を伸ばす

背すじをまっすぐに保つ

肩に痛みがある場合は無理をせず、できるところまで肩を伸ばす

股関節を曲げる

ここに注意!

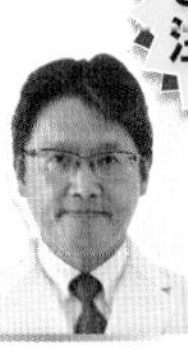

背中が丸まったり腰が反ったりしないよう、背すじをまっすぐに保つことが重要です。

最初は肩関節があまり伸びなくても、毎日行うことで、しだいに柔軟になり、肩を動かしやすくなってきます。

1日何セット行ってもOK

❶〜❸を3回行って1セット

約**1**分

昼 体幹を安定させほぐしにくい胸椎の側屈方向の可動性を効率よく高める簡単ほぐし「バレエストレッチ」

背骨の中でも胸椎（胸の部分）は肋骨とつながっているため、頸椎（首の部分）や腰椎（腰の部分）に比べると前後左右に曲げにくく、特に左右方向には曲げにくいという特徴があります。

しかし、体の横の床に置いた荷物を片手で持ち上げるときや、前開きのシャツに腕を通すときなど、体を左右方向に曲げる場面も日常生活ではよくあります。そんなとき胸椎が硬いと、代わりに腰椎が大きく動いてしまい、腰痛を悪化させる原因になります。**胸椎を左右方向にも柔軟に曲がるようにしておくことが重要**です。

ところが、胸椎だけを横に曲げようとしても、なかなか難しいものです。そこで、1分ほぐし**「バレエストレッチ」**をやってみましょう。手で壁に触れることで体幹（胴体）を安定させたうえで、体の側面を気持ちよく伸ばし、胸椎を効率的に横曲げできるようにするエクササイズです。

昼

バレエストレッチ

1 両足を腰幅に開いて壁に対して直角に立ち、壁から 20 ～ 30センチ離れる。

2 右手の指先を壁につける。口から息を吐きながら左腕を大きく回し、胸椎だけを側屈させて左手の指先を壁につける。

3 一度鼻から息を吸って伸びを感じ、口から息を吐きながら、ゆっくりと❶の姿勢に戻る。

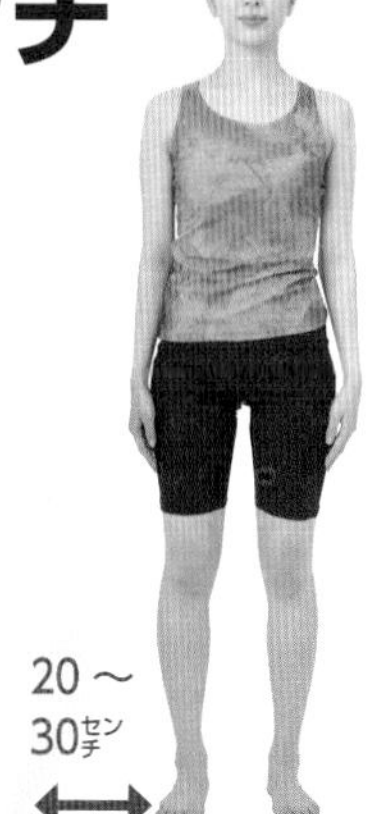
20 ～
30センチ

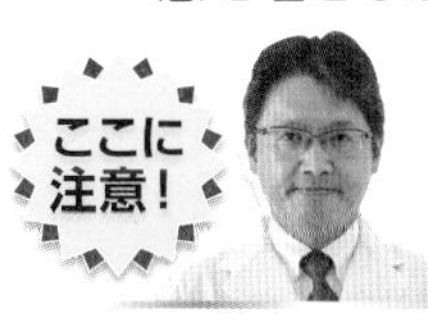
ここに
注意!

腰は動かさず、胸椎だけを側屈するのがポイントです。

肩をすくめないよう気をつけ、腕と胸を斜め上に伸ばすようにする

胸椎だけを動かす

腰椎はまっすぐ

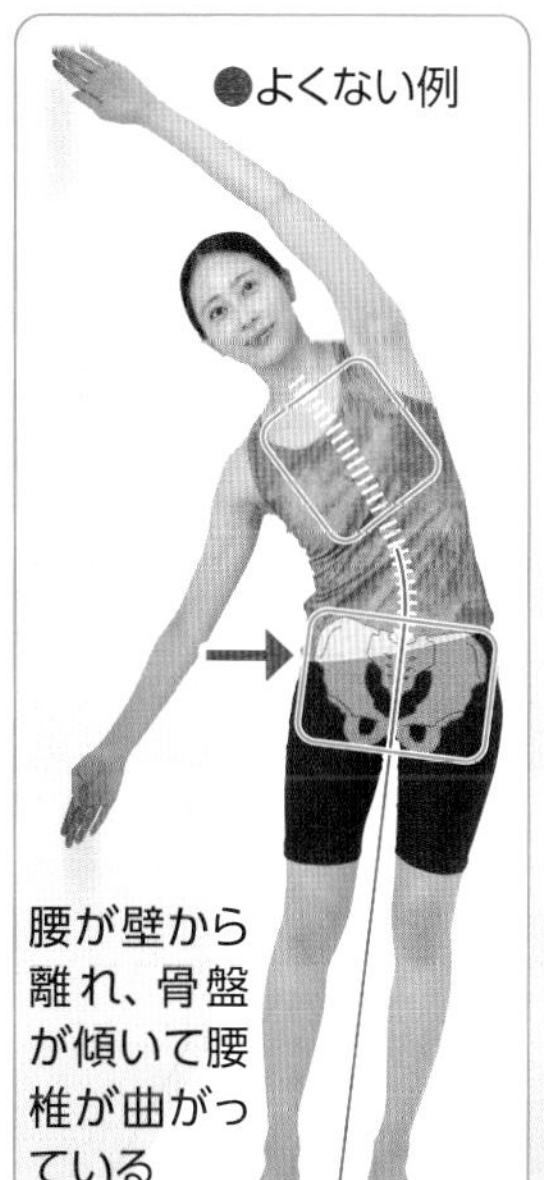
●よくない例
腰が壁から離れ、骨盤が傾いて腰椎が曲がっている

❶～❸を左右3回ずつ行って1セット
約1分

1日
2～3セット
が目安

昼 体幹安定性と胸椎の回旋方向の可動性が一度に高まりゴルフやテニスでの腰痛もらくになる「見返りストレッチ」

実は、腰椎（背骨の腰の部分）は、頸椎（首の部分）や胸椎（胸の部分）に比べると、回旋（ひねる）方向にはほとんど動きません。

後ろを振り返るときや、ゴルフ、テニスといったスポーツなど、体をひねる場面はたくさんあります。このとき体幹（胴体）が不安定だと、頸椎や胸椎の動きにつられて腰椎までひねってしまいます。すると、もともと回旋方向には大きく動かない腰椎に無理な力がかかり、腰痛の悪化を招きます。

これを防ぐためには、**体幹を安定させて腰椎を動かさず、胸椎だけをひねる体の使い方を身につける**必要があります。1分ほぐし**「見返りストレッチ」**は、立てひざをすることで腰椎が回旋するのを抑え、体幹を安定させながら、頸椎と胸椎だけを回すエクササイズです。体幹の安定性と胸椎の回旋方向の可動性を一度に高めることができるので、ゴルフやテニスをするときの腰痛もらくになります。

昼

見返りストレッチ

1 床にひざをつき、左足を前に出して直角に立てる。右手を左ひざの上に置く。

2 左手を頭の後ろに当て、口から息を吐きながら、顔と一緒に胸椎を左へ回す。

3 一度鼻から息を吸って背すじを伸ばし、口から息を吐きながら、ゆっくりと❶の姿勢に戻る。

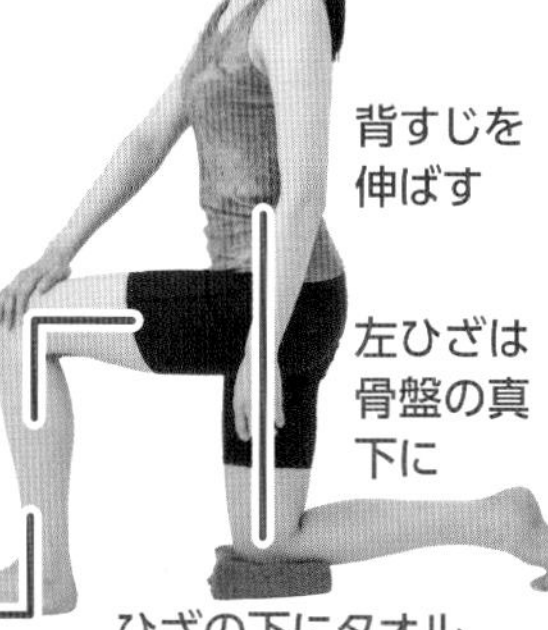
背すじを伸ばす
左ひざは骨盤の真下に
ひざの下にタオルなどを敷く

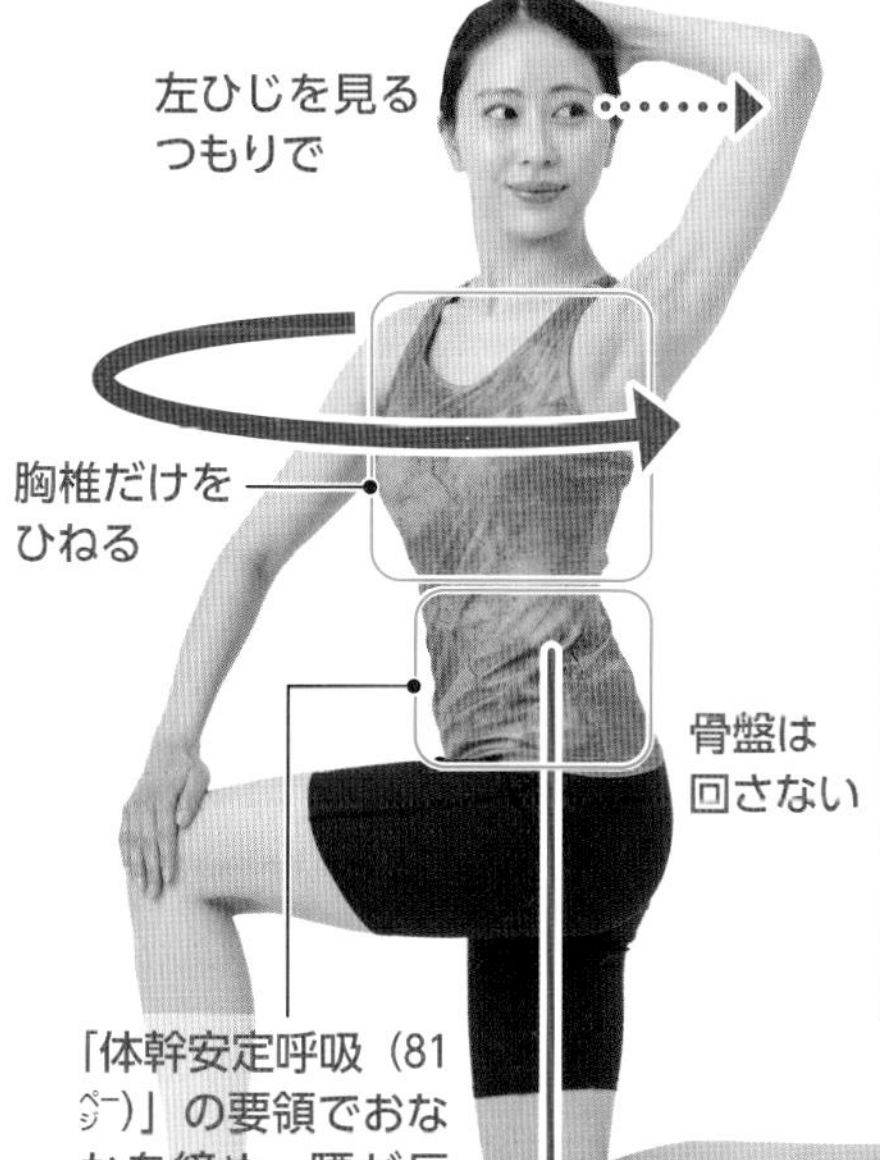
左ひじを見るつもりで
胸椎だけをひねる
骨盤は回さない
「体幹安定呼吸（81ページ）」の要領でおなかを締め、腰が反らないようにする

●よくない例

背中や首が曲がっている

骨盤が倒れている

左ひざが骨盤の真下に来ていない

ここに注意！

骨盤から下を動かさず、胸椎だけを回旋するのがポイントです。

❶〜❸を左右3回ずつ行って1セット

約**1**分

1日2〜3セットが目安

全腰痛共通の1分ほぐしを行ったら症状に応じて前屈時痛タイプか後屈時痛タイプの1分ほぐしを行えば腰痛・坐骨神経痛が日に日に軽快

全腰痛共通の１分ほぐしを行った後は、前屈時痛タイプ、後屈時痛タイプそれぞれの症状に応じた１分ほぐしを行います。それぞれの腰痛の根本には、ふだんの姿勢や体の使い方のクセがあります。自分では気づきにくいクセを正して姿勢や動作を整えていけば、腰痛・坐骨神経痛が日に日に軽快してくることでしょう。

第5章 全腰痛共通の１分ほぐし

（どちらかだけ行う）

前屈時痛タイプ　　後屈時痛タイプ

第6章 前屈時痛タイプの１分ほぐし

第7章 後屈時痛タイプの１分ほぐし

第6章

腰を前に曲げると痛む前屈時痛タイプの腰痛・坐骨神経痛は、腰が過度に曲がるのを抑える1分ほぐしでらくらく軽快

前屈時痛タイプの腰痛・坐骨神経痛は腰椎の前部にある椎骨・椎間板への負担を減らす1分ほぐしで日増しに軽快

前屈時痛タイプの腰痛・坐骨神経痛の患者さんには**太もも裏のハムストリングス*が硬い**人が多く見受けられます。例えばイスに腰掛けているとき、次ページの図のBのように、お尻が前すべりになっていないでしょうか。このような座り方を続けていると、ハムストリングスがあまり使われないので、筋肉が衰えて硬くなり、Bのような姿勢がクセになってしまいます。これに対してAでは、ハムストリングスが柔軟に伸びるので、骨盤が立った正しい姿勢を維持しやすくなります。

ハムストリングスは坐骨（骨盤の一番下の部位）とひざ裏の骨をつないでいるので、ハムストリングスが硬いと、骨盤の下部が引っぱられて骨盤が後傾し、股関節を深く曲げられません。そのため、イスに腰掛けるとお尻が前すべりになって**腰椎（背骨の腰の部分）が丸まったり、**立って前屈するときに骨盤が十分に前傾できずに**腰椎ばかりが曲**

ハムストリングス

（太もも裏の筋肉の総称）

半膜様筋

大腿二頭筋

半腱様筋

＊太もも裏の筋肉（半膜様筋・半腱様筋・大腿二頭筋）の総称。

ハムストリングスと骨盤の関係

ハムストリングスが十分に伸びないと、骨盤の下部が引っぱられて骨盤が後傾し、腰が丸まるため、腰椎前部の椎骨や椎間板に負担がかかる

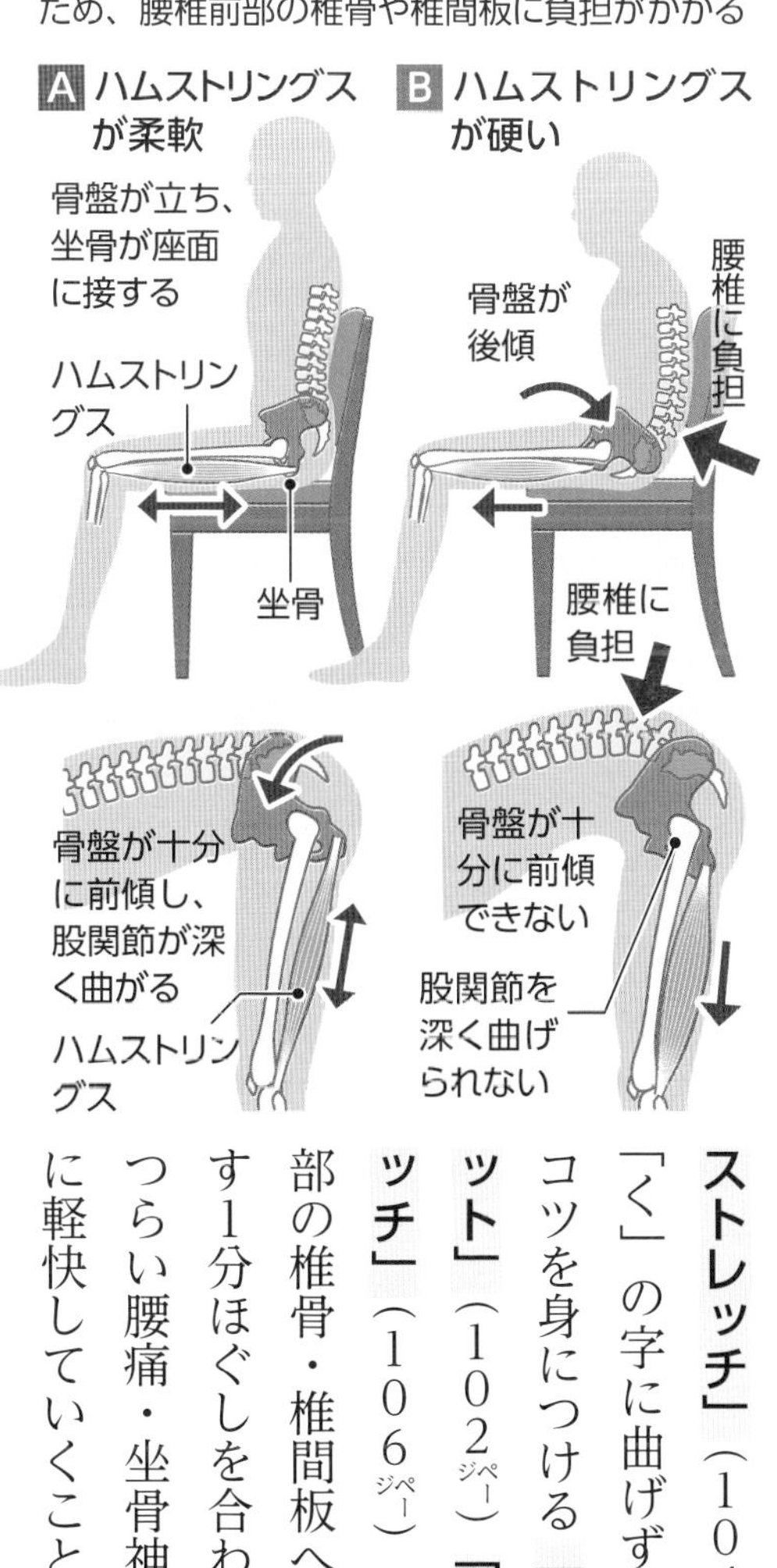
A ハムストリングスが柔軟
骨盤が立ち、坐骨が座面に接する
ハムストリングス
坐骨
骨盤が十分に前傾し、股関節が深く曲がる
ハムストリングス
B ハムストリングスが硬い
骨盤が後傾
腰椎に負担
腰椎に負担
骨盤が十分に前傾できない
股関節を深く曲げられない

がり、腰椎の前部にある椎骨(ついこつ)や椎間板(ついかんばん)に大きな負担がかかることになります。前屈時痛タイプの人は、まずは1分ほぐし**「あおむけもも裏のばし」**（98ページ）でハムストリングスを柔軟にしましょう。ハムストリングスが柔軟に伸びれば、股関節を支点に骨盤がスムーズに前方に回転し、股関節を深く曲げられるようになり、腰椎に大きな負担をかけることなくイスに腰掛けたり、体を前方に曲げたりできるようになります。

このほか腰椎と隣り合う胸椎(きょうつい)（背骨の胸の部分）を柔軟にして腰椎に集中する負担を減らす**「うつぶせ胸そらし」**（99ページ）**「立てひざ胸椎そらし」**（100ページ）**「胸椎胸郭(きょうかく)ストレッチ」**（104ページ）、腰椎を「く」の字に曲げずに体を動かすコツを身につける**「胸張りスクワット」**（102ページ）**「おじぎストレッチ」**（106ページ）など、腰椎前部の椎骨・椎間板への負担を減らす1分ほぐしを合わせて行えば、つらい腰痛・坐骨神経痛が日増しに軽快していくことでしょう。

朝 夜 ハムストリングスの柔軟性を高めて骨盤の前傾を促し前屈時の椎骨・椎間板への負担が減り痛みが引く「あおむけもも裏のばし」

ハムストリングス（太もも裏の筋肉）の柔軟性が低下すると、腰椎前部の椎骨・椎間板への負担が増大します。1分ほぐし**「あおむけもも裏のばし」**はあおむけで行うので、腰椎に負担をかけずにハムストリングスを柔軟にほぐすことができます。起床時と就寝前にベッドや布団の上で行えば、椎骨・椎間板にかかる負担が減り、痛みが引いていきます。

あおむけもも裏のばし

❶右足のひざ裏を両手で抱える。

❷口から息を吐きながらゆっくりとひざを伸ばし、太もも裏の筋肉を伸ばす。

❸鼻から息を吸いながらゆっくりと❶の姿勢に戻る。

太もも前面に力を入れながら、かかとを天井に押し出す

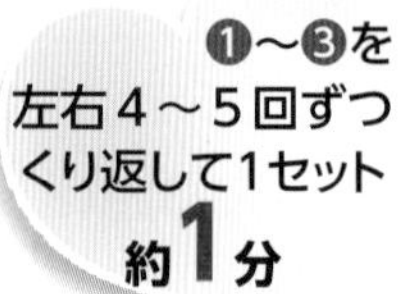
❶〜❸を
左右4〜5回ずつ
くり返して1セット
約1分

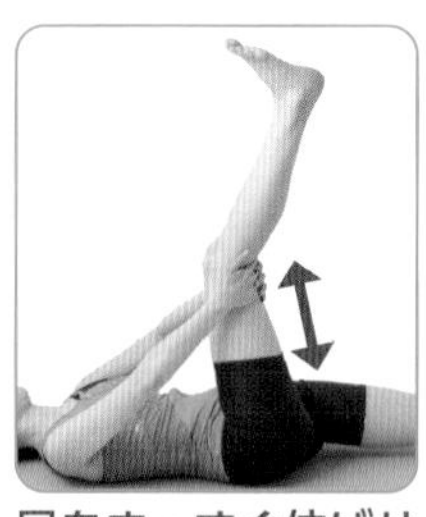

足をまっすぐ伸ばせない人はひざを少し曲げて行う

朝 夜 胸椎の伸展方向の可動性を高めて腰椎の椎骨・椎間板の負担を減らし腰痛が軽くなる「うつぶせ胸そらし」

うつぶせ胸そらし

❶うつぶせになり、両足を腰幅に開く。
両わきを締め、両手は顔の横に置く。

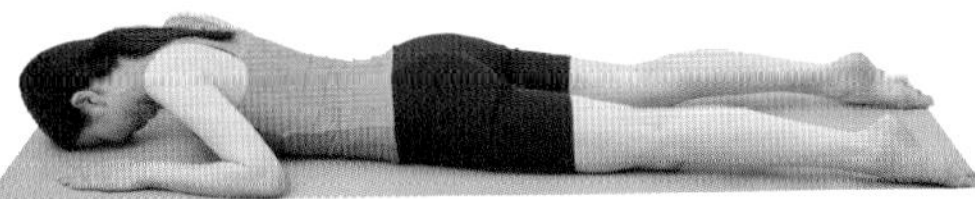

❷口から息を吐きながら、上体を起こしていく。
胸椎だけを反らし、腰椎は安定させたまま
鼻から息を吸う。

視線は床に向ける

❸口から息を吐きながら、
おへそのほうからゆっくりと
❶の姿勢に戻る。

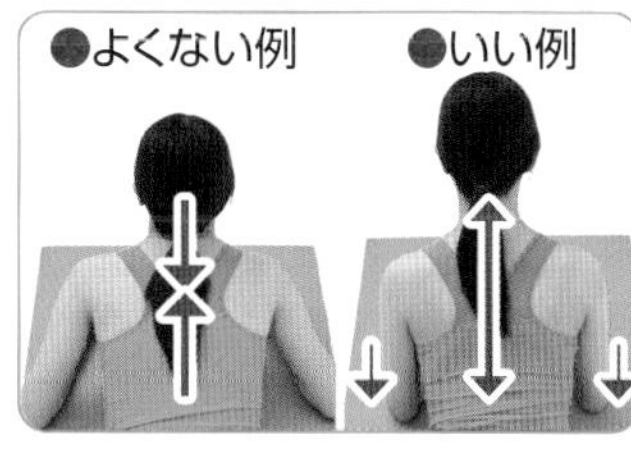

ひじで床を押すようにして首を伸ばす

❶〜❸を3回
行って1セット
約1分

椎骨・椎間板の負担を減らすには、伸展方向への胸椎（背骨の胸の部分）の可動性も大切です。胸椎が硬いと背骨全体が自然なS字カーブを描く姿勢が取れず、最下部にある腰椎（背骨の腰の部分）ばかりに負担が集中するからです。1分ほぐし**「うつぶせ胸そらし」**で胸椎を柔軟にしましょう。うつぶせになって行うことで腰椎を安定させて、胸椎の可動性を高めることができます。

朝 夜 胸椎を後方に反らすだけで腰椎の椎間板にかかる負担と痛みが除ける「立てひざ胸椎そらし」

前屈時痛タイプの痛みや坐骨神経痛は、**椎体**、**椎間板**、**終板**（椎体と椎間板が接する部位）など、**腰椎（背骨の腰の部分）の前部**に負担がかかることで生じます。この痛みを取るには、椎骨前部にかかる負担を除くのが一番です。

ひざ立ちをして胸椎（背骨の胸の部分）だけを反らす**「立てひざ胸椎そらし」**は、腰椎の前部に負担がかかる姿勢を修正する1分ほぐしです。

ひざ立ちをすると骨盤と連動しやすい腰椎を前屈させずに、胸椎を反らしやすくなります。胸椎の柔軟性が高まることで、腰椎前部の椎骨や椎間板にかかる負担を軽減し、痛みを除くことができます。

このとき、背すじを伸ばして一つ一つの椎骨と椎骨の間（椎間）が広がることを意識すると（エロンゲーションという）、痛みの軽減をよりはっきりと感じられると思います。

朝　夜

立てひざ胸椎そらし

1 両ひざの間を腰幅に開いてひざで立つ。背すじを伸ばし、両手は腰に当てる。

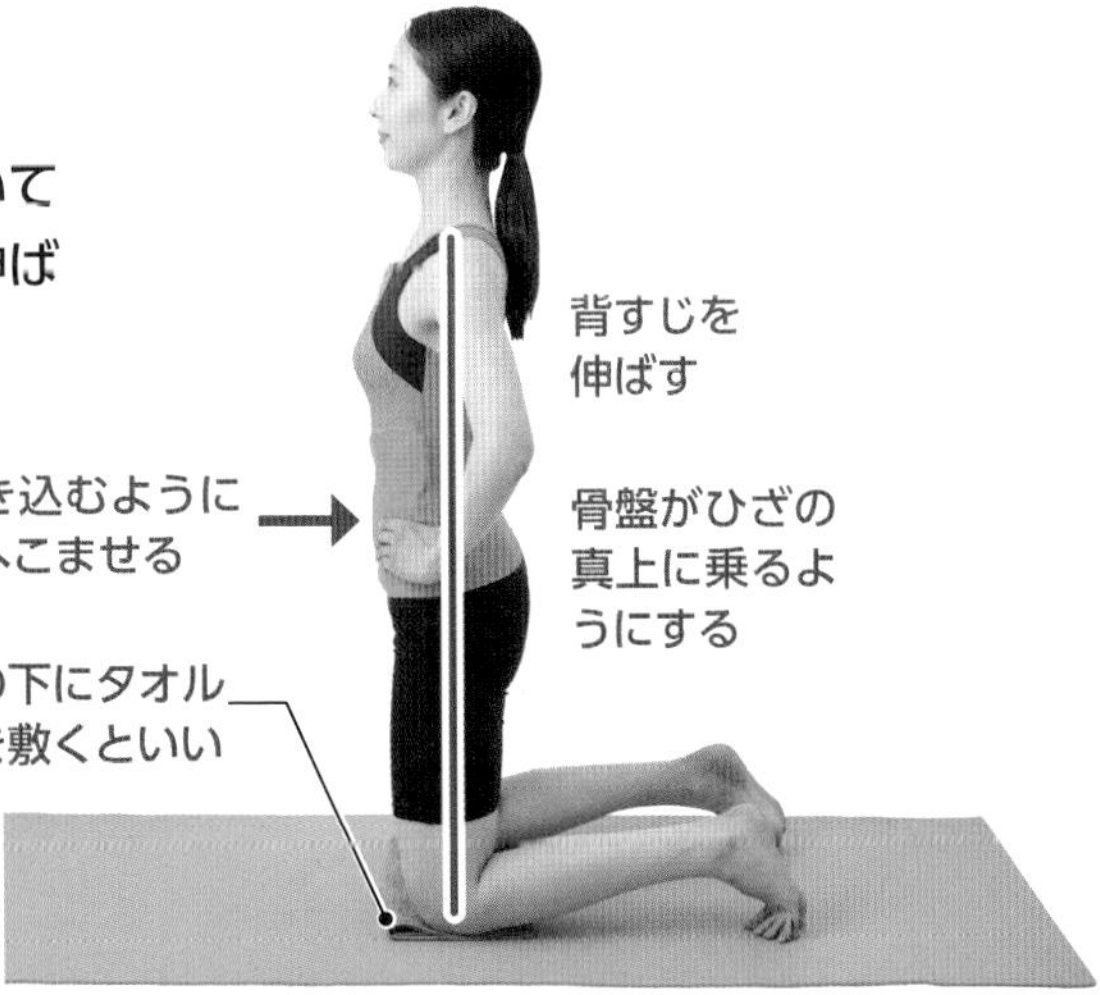

背すじを伸ばす

ヘソを引き込むようにおなかをへこませる

骨盤がひざの真上に乗るようにする

ひざの下にタオルなどを敷くといい

2 腰から下をまっすぐに保ったまま、口から息を吐きながら、ゆっくりと胸椎だけを反らす。腰椎を安定させたまま鼻から息を吸う。

3 口から息を吐きながら、おへそのほうからゆっくりと❶の姿勢に戻る。

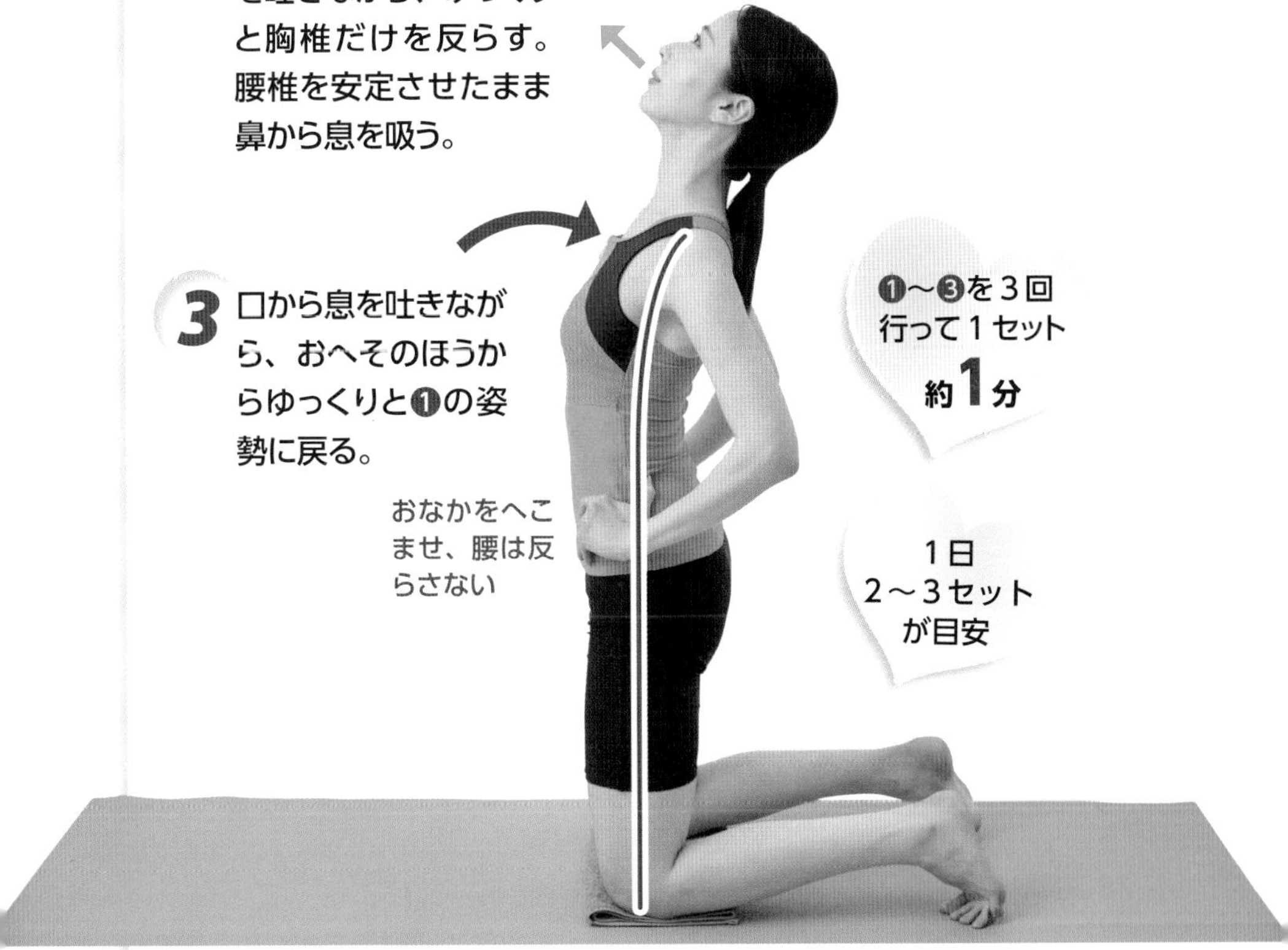

おなかをへこませ、腰は反らさない

❶〜❸を3回行って1セット
約1分

1日
2〜3セット
が目安

昼 前傾でしゃがむとき腰椎を前屈させない動作を獲得し腰椎の椎骨・椎間板の負担を和らげ痛みを除く「胸張りスクワット」

前屈時痛タイプの人は、床に落ちた物を拾ったり庭の草むしりをしたりするときなど、腰を落としてしゃがむ動作で腰椎（背骨の腰の部分）が前屈すると、腰椎前部の椎骨や椎間板に負担がかかって痛みを感じます。それればかりでなく、腰椎の前部への負担がくり返されれば、新たな炎症や、椎間板による神経の圧迫が絶えず起こり、腰痛が長引いて慢性化する原因になります。

これを予防するには、腰椎を前屈させずに体を前傾させる体の使い方を身につけることが大切です。1分ほぐし**「胸張りスクワット」**は、腰椎を安定させたまま、股関節を深く曲げてしゃがむ体の使い方を身につけるエクササイズです。**両手を後ろ手に組むことで腰椎が前屈する動きを抑えながら、股関節を深く曲げることができます。**同時に下肢の筋力も強化されるため、**立ち歩くさいの姿勢が安定する**効果も期待できます。ちょっとしたすきま時間があればできるので、ぜひ試してみてください。

昼

胸張りスクワット

1 両手を後ろ手に組み、両足を腰幅に開いて立つ。

2 背すじを伸ばしたまま、口から息を吐きながら、3〜4秒かけてお尻を下ろしていく。

3 できるところまでお尻を下ろしたところで、鼻から息を吸う。

4 口から息を吐きながら、3〜4秒かけて❶の姿勢に戻る。

背すじを伸ばす

ヘソを引き込むようにおなかをへこませる

●効力アップ法

両腕をバンザイするように上げて行う

指先・耳・肩・腰骨が一直線になるように姿勢を保つ

耳・肩・腰骨が一直線になるように姿勢を保つ

おなかをへこませたまま行う

股関節を深く曲げる

ここに注意！

ひざが足のつま先よりも前に出ないようにしましょう。イスに腰掛けるときのように、お尻を後ろに引きながら腰を下ろしていくのがコツです。

❶〜❹を3〜5回行って1セット 約1分

1日2〜3セットが目安

昼 体幹を安定させたまま胸椎を伸展させて腰椎の椎骨・椎間板の負担を除く「胸椎胸郭ストレッチ」

車の運転を長く続けたり、デスクワークが長引いたりすると、つい腰椎（背骨の腰の部分）が丸まった前かがみの姿勢になりがちです。前屈時痛タイプの人にとって前かがみの姿勢は、腰椎前部の椎骨や椎間板に負担をかけ、腰痛・坐骨神経痛を悪化させる原因となります。

1分ほぐし「胸椎胸郭ストレッチ」は、**座ったままで胸椎（背骨の胸の部分）を反らして前かがみの姿勢を正し、腰椎前部の椎骨や椎間板の負担を除く**エクササイズです。胸椎の柔軟性が高まることで腰椎が安定しやすくなり、椎骨・椎間板の負担を減らすことができます。

また、後ろ手に組んだ両腕を伸ばすと胸郭（肋骨に囲まれた部位）が横方向にも広がり、胸にある多くの筋肉をほぐすことができます。胸の筋肉が硬いと肩関節の可動域が小さくなるので、一緒にほぐせば一石二鳥です。

昼

胸椎胸郭ストレッチ

1 イスに浅く腰掛けて背すじを伸ばし、両手を後ろ手に組む。両足は腰幅に開く。

2 口から息を吐きながら、ゆっくりと両腕を伸ばして後ろに引き、胸椎だけを反らす。胸郭が広がるのを感じながら、2～3回自然呼吸する。

3 口から息を吐きながら、ゆっくりと❶の姿勢に戻る。

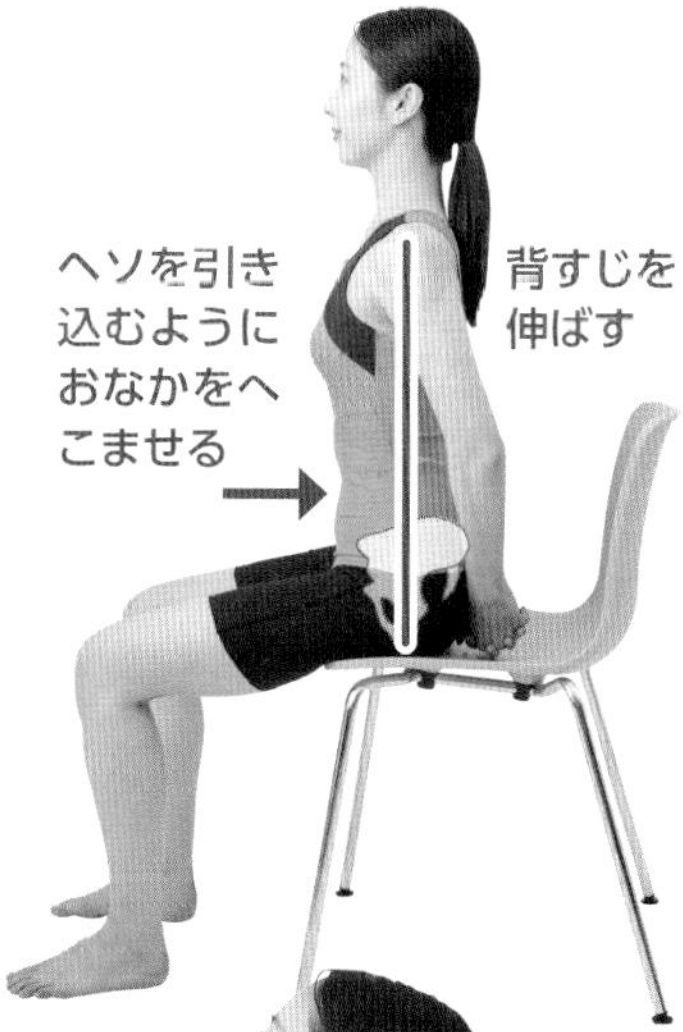

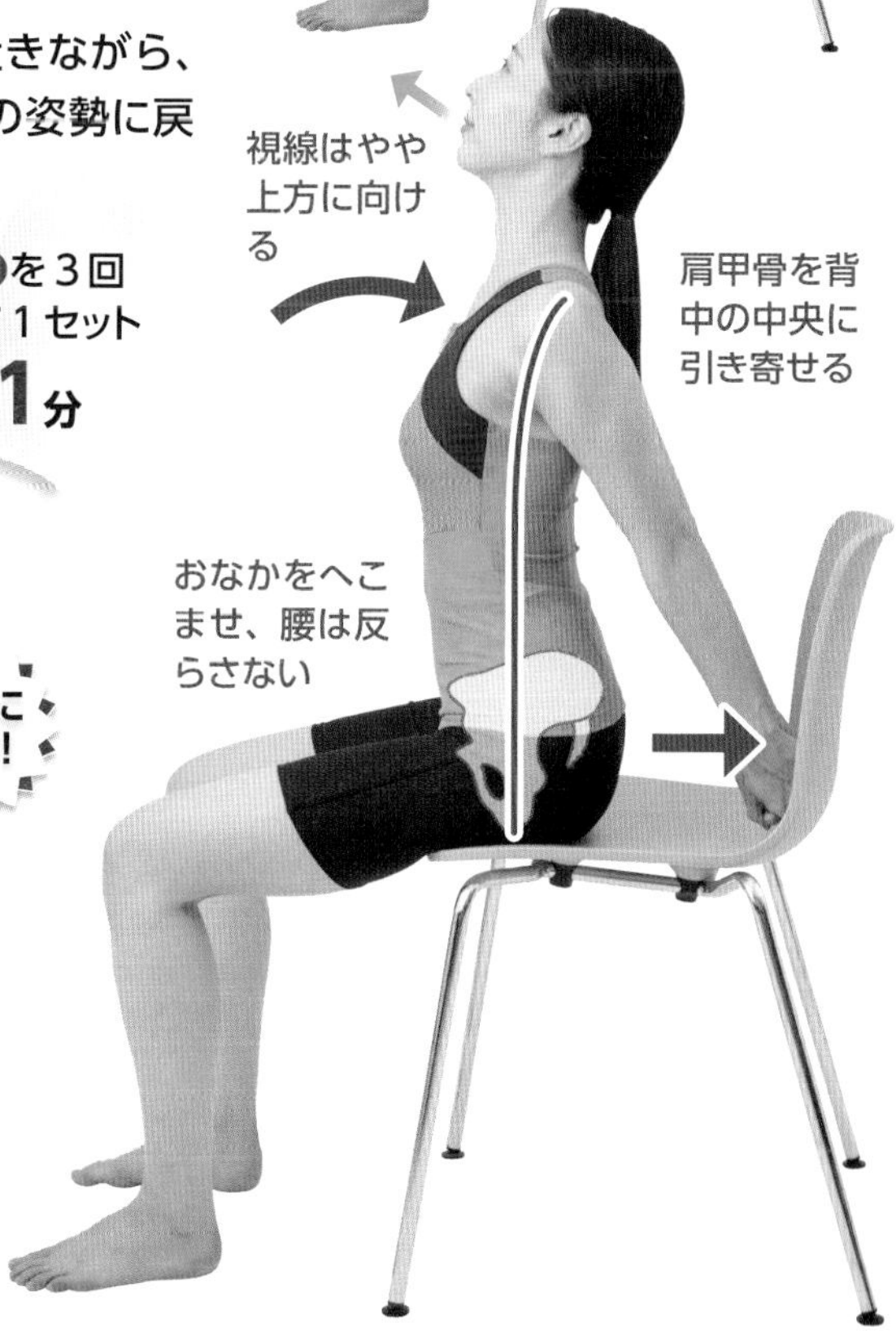

❶～❸を3回行って1セット
約1分

1日
2～3セット
が目安

ヘソを引き込むようにおなかをへこませる

背すじを伸ばす

視線はやや上方に向ける

肩甲骨を背中の中央に引き寄せる

おなかをへこませ、腰は反らさない

ここに注意！

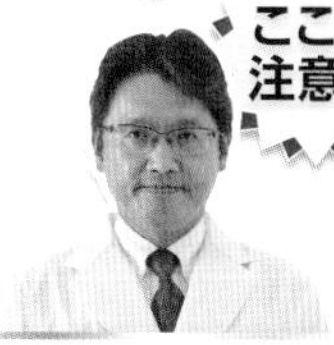

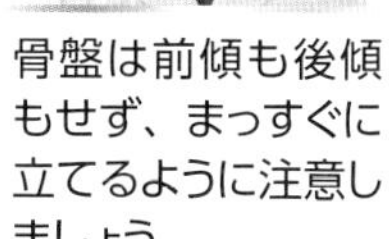

骨盤は前傾も後傾もせず、まっすぐに立てるように注意しましょう。

昼 腰椎を曲げずに上体を前傾させる動作が身につきハムストリングスも柔軟になる「おじぎストレッチ」

おじぎをしたり掃除機をかけたりするときなどに、腰椎（背骨の腰の部分）を曲げずに上体を前傾させられれば、腰椎への負担を減らせます。1分ほぐし**「おじぎストレッチ」**でこの動作を身につけましょう。同時にハムストリングス（太もも裏の筋肉）を伸ばして柔軟にすることで、**股関節を深く曲げる**ことができるようになります。

おじぎストレッチ

❶イスに浅く腰掛け、左足を前に伸ばしてかかとを床に着け、つま先を上げる。両手は腰に当てる。

おなかをへこませ、骨盤を立てる

❷口から息を吐きながら、背すじを伸ばしたまま上体を前に倒す。

❸鼻から息を吸って背すじを伸ばし、口から息を吐きながら、ゆっくりと❶の姿勢に戻る。

腰だけを丸めず、耳・肩・腰骨が一直線になるように姿勢を保ったまま上体を倒す

ヘソを太ももに近づけるようなつもりで

❶〜❸を左右4〜5回ずつくり返して1セット
約1分

第7章

腰を後ろに反らすと痛む後屈時痛タイプの腰痛・坐骨神経痛は、腰が過度に反るのを抑える1分ほぐしでよくなる

後屈時痛タイプの腰痛・坐骨神経痛は腰椎の後部にある椎間関節や脊柱管への負担を減らす1分ほぐしで改善

後屈時痛タイプの腰痛・坐骨神経痛の人には、自然に立つだけでも**「反り腰」**になるクセのある人が多く見られます。腰椎（背骨の腰の部分）はもともと前弯（前にカーブ）していますが、**前弯が強すぎる反り腰は、椎骨の後部にある部位（脊柱管・椎間関節・椎弓・棘突起）**に負担をかけ、**腰痛・坐骨神経痛の原因となります。**

反り腰になるのは、太もも前面のクアド（大腿四頭筋＝大腿直筋・外側広筋・内側広筋・中間広筋の総称）という筋肉群に柔軟性がないことが一因です。クアドはひざと太ももの骨のつけ根や骨盤の前面上部をつなぐ強く大きな筋肉なので、硬く緊張していると骨盤を前傾させる（前に倒す）力が働きます。骨盤と腰椎は連動するため、骨盤が前傾すると全身のバランスを取るために腰椎の前弯が強まり、反り腰になってしまうのです。

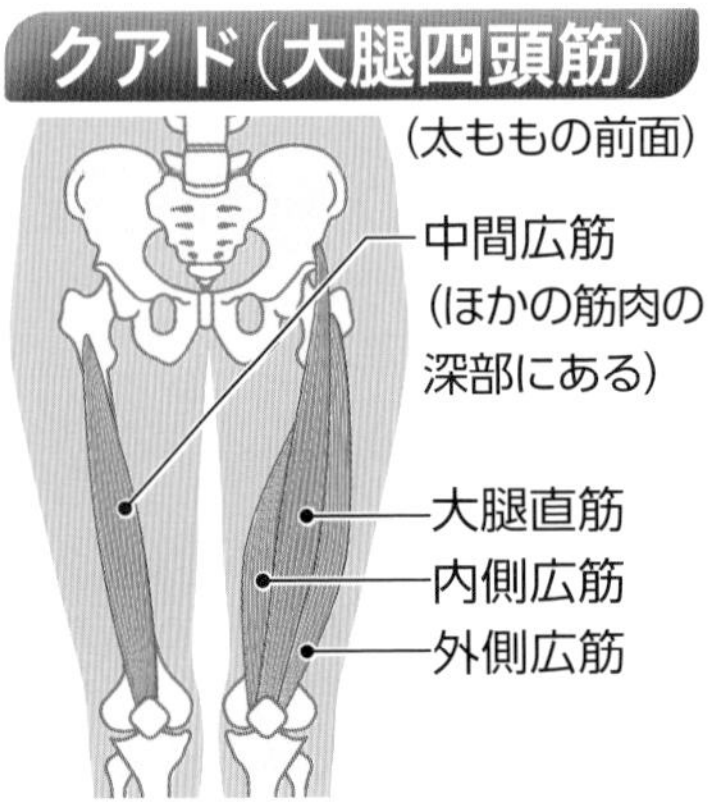

クアド（大腿四頭筋）

後屈時痛タイプの腰痛を招く反り腰

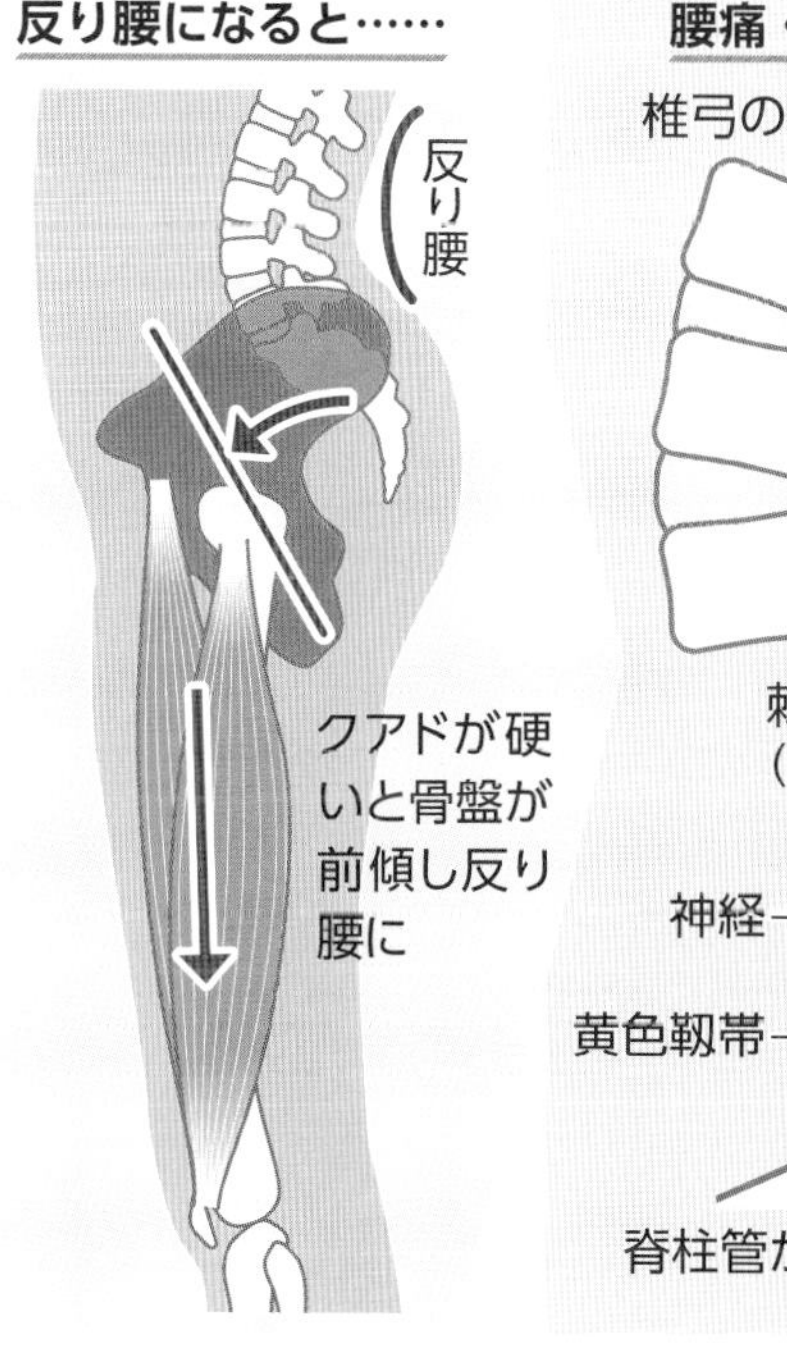

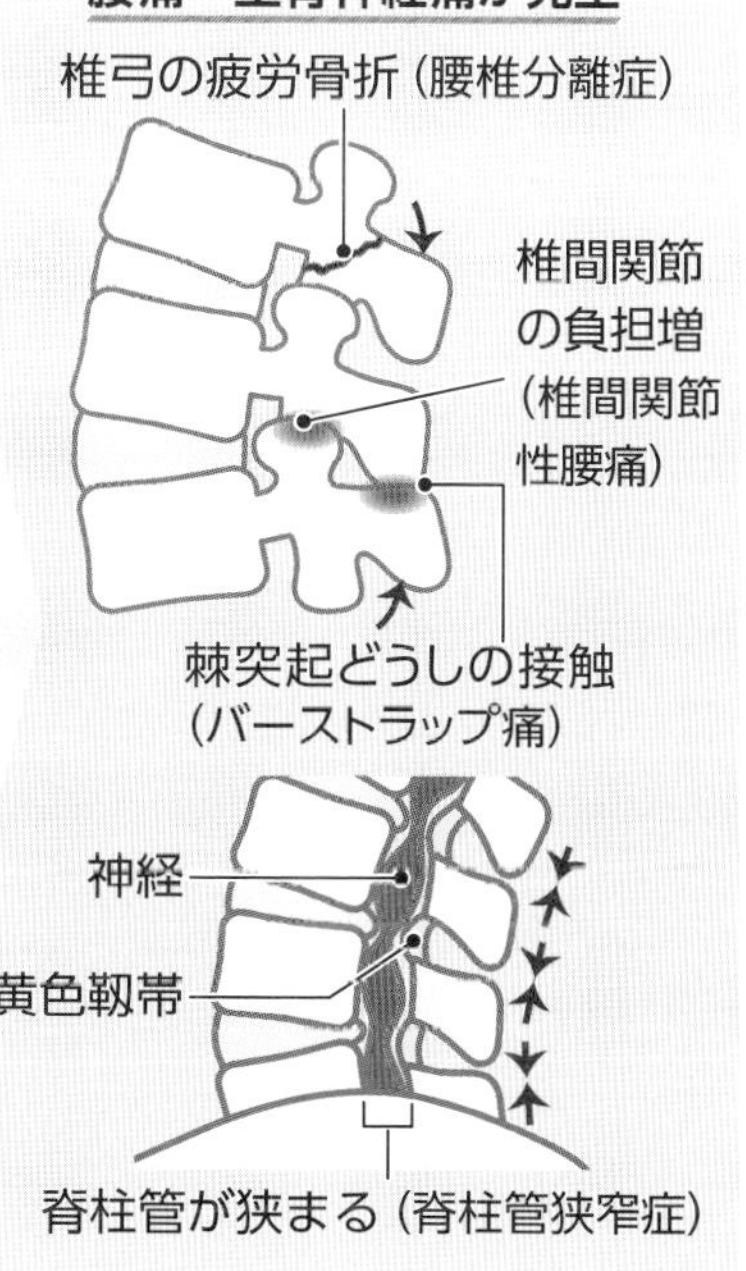

反り腰になると椎間関節への負担が増し、さらに黄色靱帯が後方から脊柱管に張り出すことで脊柱管が狭窄するため、炎症や神経圧迫の原因になります。あるいは、棘突起どうしがぶつかったり、椎弓が疲労骨折を起こしたりする引き金にもなります。

後屈時痛タイプの人は、次ページ以降で紹介する1分ほぐし**「うつぶせお尻キック」**と**「前ももストレッチ」**でクアドを柔軟にして、まずは反り腰のクセを正すことが重要です。**「あおむけ腰丸め」**と**「背中丸めストレッチ」**で椎骨後部を広げると、痛みを効果的に除くことができます。さらに、左右の椎間関節を**「ラットストレッチ」**で広げ、**「サイドランジ」**で左右の動きに対する椎間関節の安定性を高めれば、腰椎後部への負担が減り、つらい腰痛や坐骨神経痛が徐々に改善してくるでしょう。

朝 夜 太もも前面のクアドの柔軟性を高めて骨盤の中間位保持を促し腰椎の椎間関節や脊柱管への負担が減る「うつぶせお尻キック」

後屈時痛タイプの腰痛・坐骨神経痛の人は、**骨盤を後傾させる（後ろに倒す）のが苦手**な人が多いものです。その原因の一つが、**太もも前面のクアド（大腿四頭筋）が硬い**こと。クアドが硬いと股関節の動きも硬くなり、骨盤が前傾して「反り腰」になってしまうのです。1分ほぐし**「うつぶせお尻キック」**は、うつぶせに寝たままかかとでお尻を蹴るだけで、クアドの柔軟性が高まるエクササイズです。ベッドや布団の上でできるので、起床時と就寝前の習慣にしましょう。クアドが硬くなっていると最初はかかとがお尻につかないかもしれませんが、毎日続けるうちにしだいに柔軟性が増してきます。同時に**「骨盤ローテーション」**（次ページ参照）も行って骨盤を後傾させるコツをつかめば、腰を反らさずに体を動かせるようになり、腰椎（背骨の腰の部分）後部の椎間関節や脊柱管への負担を減らすことができます。痛みが出そうになったらすぐに骨盤を後傾して、その場で症状を和らげることもできるようになります。

朝　夜

うつぶせお尻キック

1 両手を顔の下に置いてうつぶせになり、両足を腰幅に開く。

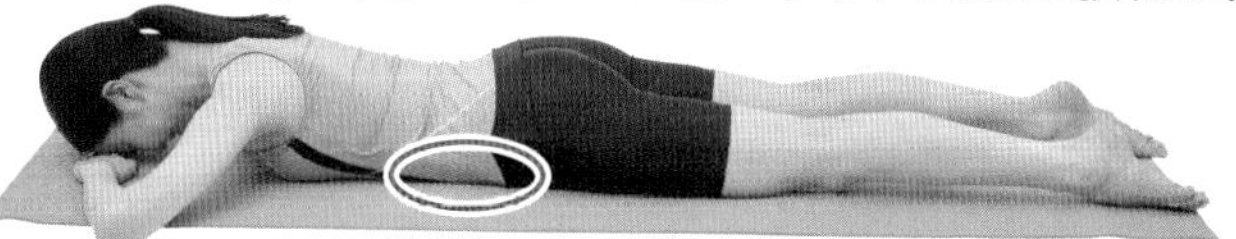

うつぶせになると腰が反って痛む場合は、
おなかの下にクッションなどを入れる

2 左足のかかとでトントンとお尻を２回たたくつもりで、ひざを曲げる。

腰が反らないように注意

軽く反動をつけて蹴る

3 左ひざをゆっくりと伸ばして❶の姿勢に戻ったら、今度は右足のかかとでトントンとお尻を2回たたくつもりで、ひざを曲げる。

4 左右の足を交互に、10 セットくり返す。

できるところまででいい

❶〜❹を行って
１セット
約**1**分

1日
2〜3セット
が目安

ここに注意！

かかとが必ずしもお尻につかなくてもかまいません。無理をせず、できるところまでひざを曲げましょう。

ひざに痛みや違和感がある人は行わないようにしましょう。

●骨盤ローテーション

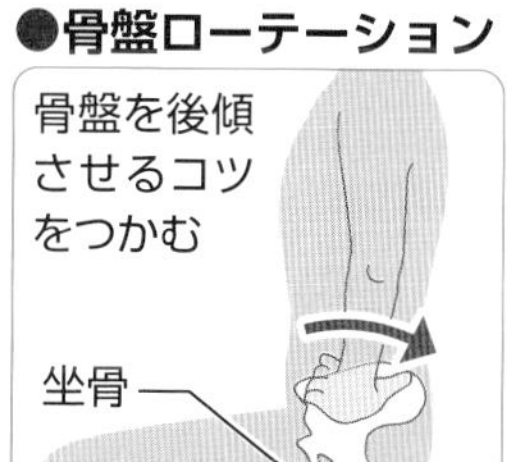

❶腰を反らさない程度に骨盤を立ててイスに腰掛け、両手で腰骨をつかむ。

❷坐骨を支点として、口から息を吐きながら骨盤をゆっくりと後ろに倒し、鼻から息を吸いながらゆっくりと❶の姿勢に戻るのを4〜5回程度くり返す。

朝 夜 布団の上で両足を抱える「あおむけ腰丸め」を行えば椎間関節や脊柱管が広がり炎症や神経の圧迫が軽快

後屈時痛タイプでは、腰椎（背骨の腰の部分）が反って腰椎後部の椎間関節や脊柱管が狭まることで、炎症や神経への圧迫が強まって痛みが生じます。これを防ぐには、**腰椎後部を広げ、椎間関節や脊柱管にかかる負担をゆるめる**のが効果的です。

1分ほぐし**「あおむけ腰丸め」**は、あおむけに寝て両手でひざを抱え、腰を丸めるだけの簡単なエクササイズです。腰椎後部の椎間関節や脊柱管を簡単に広げることができ、腰痛や坐骨神経痛を和らげる効果に優れています。

起床時に行えば、反り腰を正した姿勢で一日を軽快にスタートすることができます。また、上半身の重みを支える腰椎には一日中縦方向の力が加わり、反り腰のある人は、反りが徐々に強まって痛みが増します。就寝前にあおむけ腰丸めを行えば、腰椎の反りをリセットして、炎症や神経の圧迫を軽くしてから休むことができます。あおむけがつらい人は、横向きに寝て行っても同様の効果が得られます。

朝　夜

あおむけ腰丸め

1 あおむけに寝て、両手で両ひざを抱える。

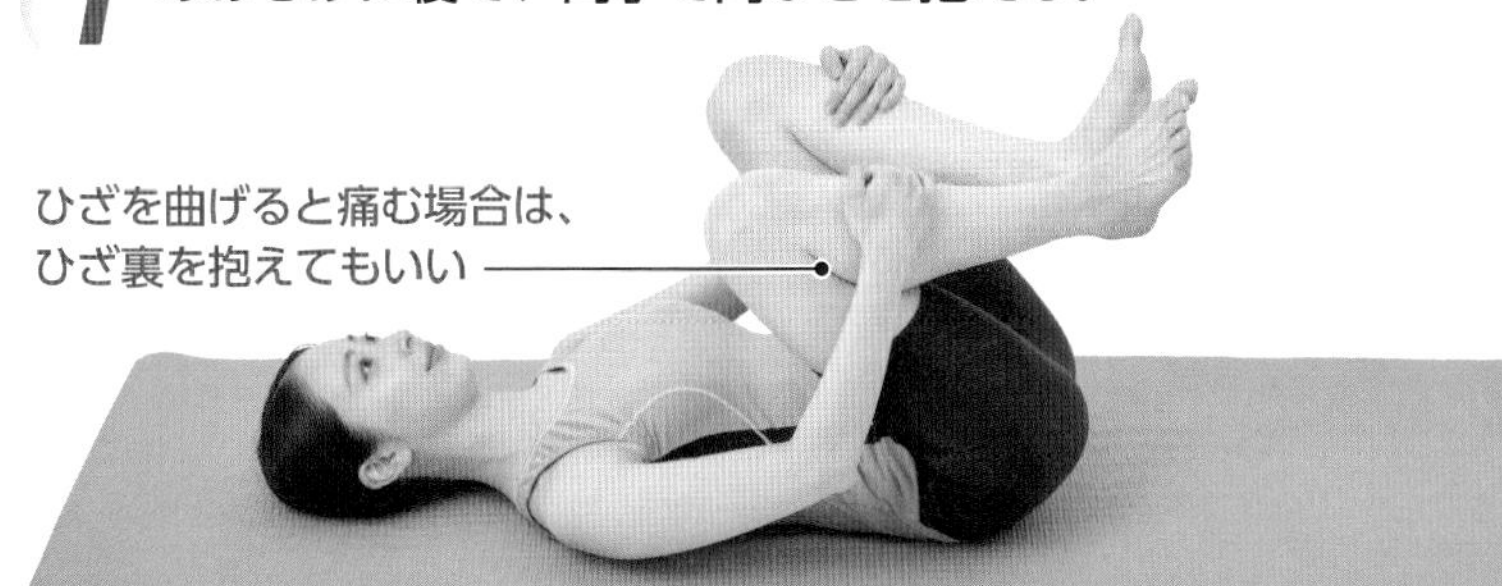
ひざを曲げると痛む場合は、
ひざ裏を抱えてもいい

2 口から息を吐きながら、両ひざを胸に引きつけて腰を丸め、お尻を少し浮かせる。

3 その姿勢のまま、15～20秒程度自然に呼吸し、ゆっくりと❶の姿勢に戻る。

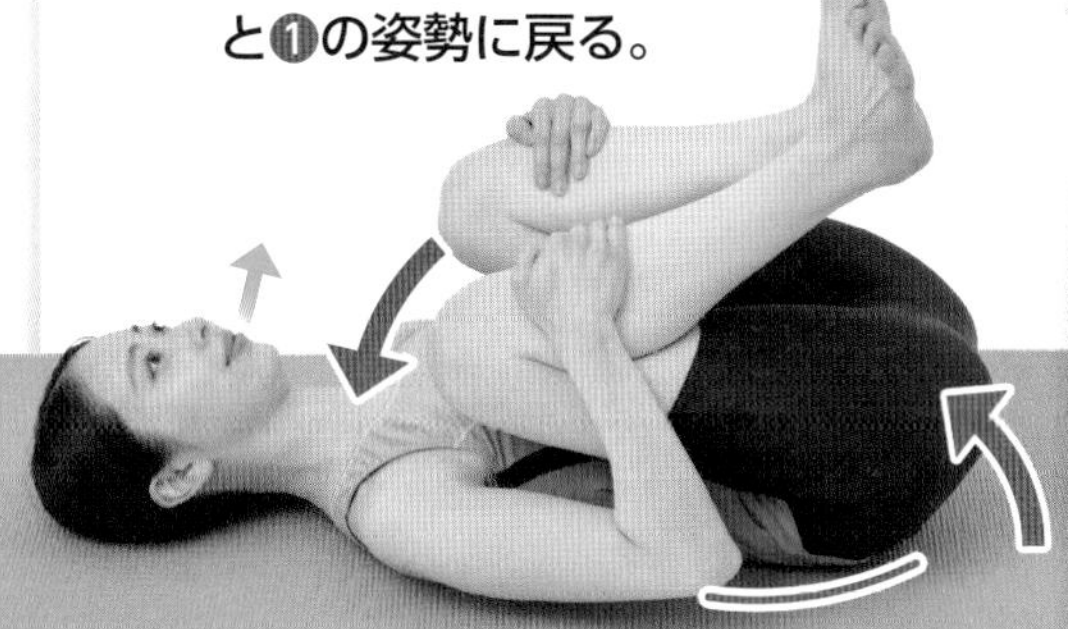

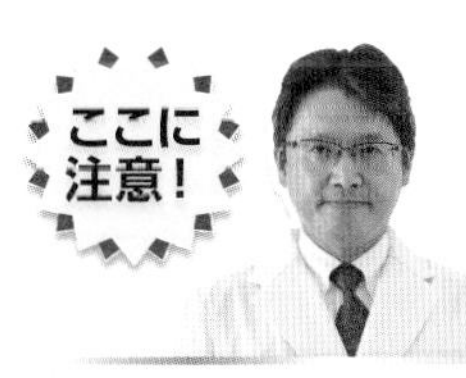

ここに注意！

腰椎におなかの重みがかかったり、バーストラップ痛で棘突起が押されたりして痛む場合は、腰の下に柔らかいクッションなどを入れるか、横向きに寝てみて痛みが出ない側で寝て、腰を丸めてもいいでしょう。

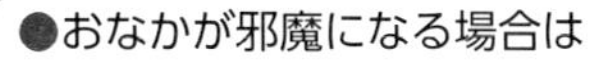

●おなかが邪魔になる場合は

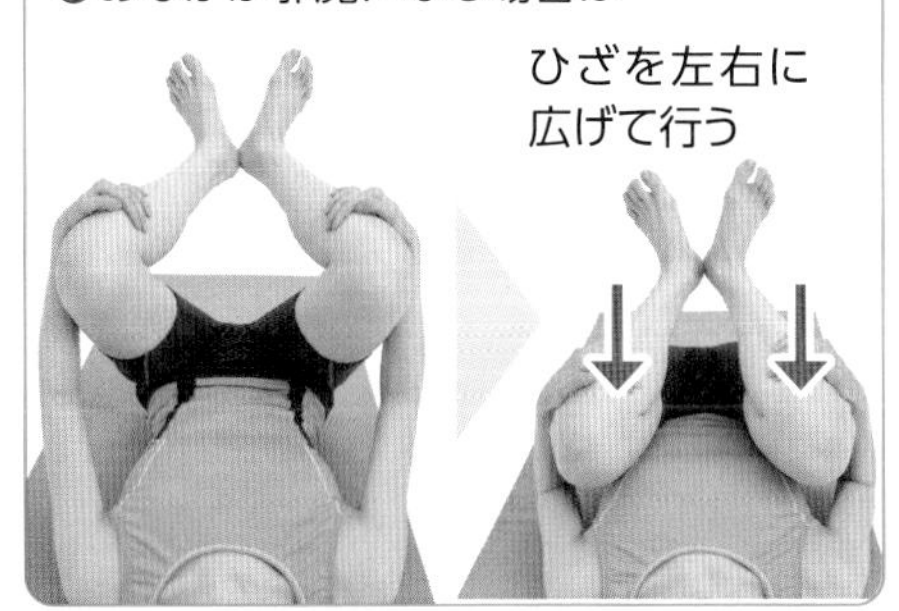
ひざを左右に
広げて行う

❶～❸を2～3回行って1セット
約1分

1日
2～3セット
が目安

朝 夜 腰椎に左右2ヵ所ある椎間関節の負担を除き腰痛・坐骨神経痛を軽減する1分ほぐし「ラットストレッチ」

腰椎（背骨の腰の部分）後方にある椎間関節は、各椎骨の左右に2ヵ所あります（53ページ参照）。また、椎間孔（脊髄から分かれた神経が椎骨から出る部位）も左右に2ヵ所あります。そのため、椎間関節に炎症が起こる椎間関節性腰痛や、腰部脊柱管狭窄症で椎間孔が狭まっている場合は、片側だけに後屈時痛が生じ、腰を斜め後方へ反らすと痛みが強まることがあります。1分ほぐし「ラットストレッチ」は腕を伸ばして正座するだけの簡単なストレッチですが、**腰椎後部の片側を別々に、気持ちよく伸ばせます。**痛む側の椎間（椎骨と椎骨の間）を広げれば、炎症や神経圧迫が起こっている部位を広げ、痛みを効果的に軽減することができます。

なお、痛みのない側を伸ばすと痛みのある側に負担がかかるので、痛みのある側だけを伸ばすように注意しましょう。痛みが左右に偏っていない場合には、左側・右側ともに行うといいでしょう。

朝　夜

ラットストレッチ

体の右側に後屈時痛がある場合　体の左側に後屈時痛がある場合は、下の説明の左右を入れ替えて行う

1 腕・太もも・胴体・床で四角形を作るように四つばいになる。両足を腰幅に開き、左手の前に右手を置く。

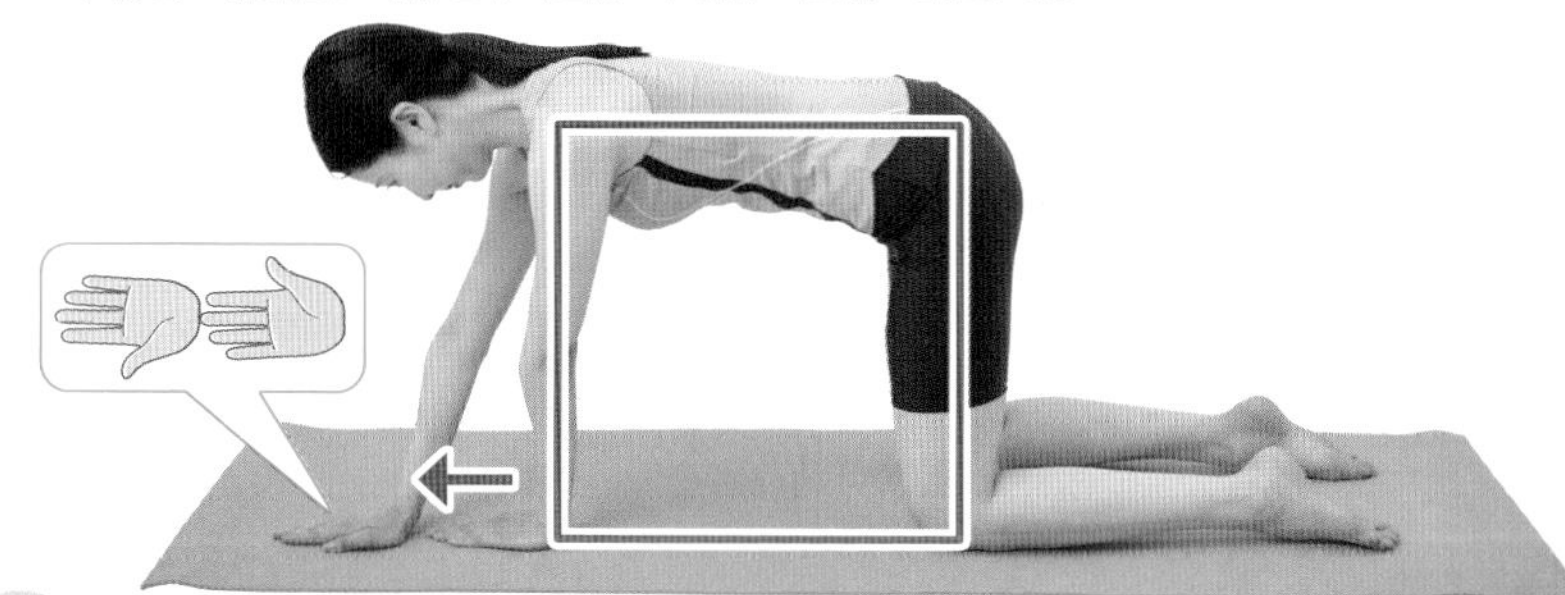

2 両手の位置はそのままで、息を吐きながらゆっくりとお尻を後ろに引き、腰をやや丸めて正座する。背中の右側が気持ちよく伸びているのを感じる。

ひざに痛みや違和感のある人は、ひざ裏にクッションを敷くなどして、痛みが出ないところまでお尻を後ろに引く

3 その姿勢のまま、15～20秒程度自然に呼吸し、ゆっくりと❶の姿勢に戻る。

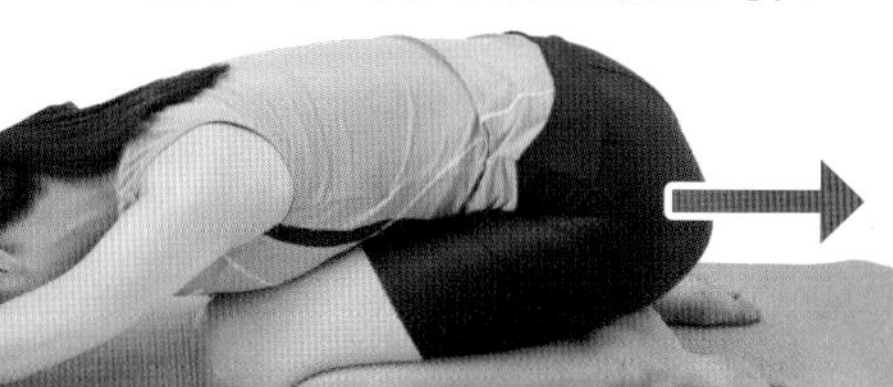

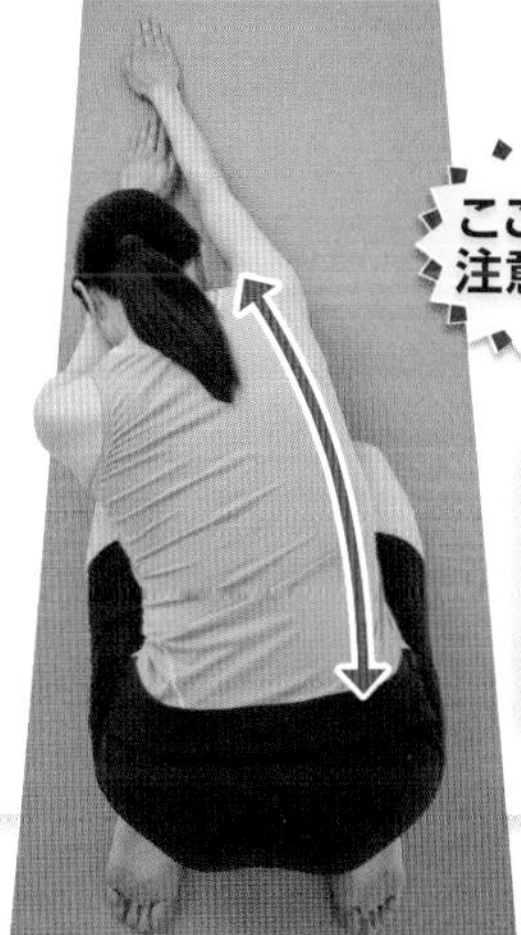

ここに注意！

片側だけ痛む場合は、伸ばすのは痛む側だけにして、逆側は行わないようにしましょう。

❶～❸を2～3回行って1セット
約**1**分

1日
2～3セット
が目安

昼 体幹と腰椎を安定させ、左右に移動したときの椎間関節への負担を抑えて腰痛をなくす「サイドランジ」

台所で料理をするときや商品を探しながらお店の棚を見ていくときなど、正面を向いたまま左右に移動する機会は案外多いものです。こんなとき体幹（胴体）が弱く不安定だと腰椎（背骨の腰の部分）も安定せずにグラついたりして、腰椎後部の左右にある椎間関節に負担がかかって、腰痛が強まる原因になります。

腰椎を安定させたまま左右に移動するためには、体幹の深部にある筋肉を鍛えて腰椎を支えることが大切です。また、体を動かすときに足もとがぐらつかないよう、下肢の筋力も重要です。

1分ほぐし**「サイドランジ」**は、体幹と腰椎をしっかり安定させるとともに、下肢の筋力強化にも役立つエクササイズです。反復横跳びのような動きですが、跳ばずにゆっくり、左右に1歩移動してはまたもとの位置に戻る動作をくり返します。小さなスペースで手軽にできるので、日中の立ち仕事の合間などに行うといいでしょう。

昼

サイドランジ

1 両足を腰幅に開いて立ち、ひざを軽く曲げて腰を軽く落とし、背すじを伸ばして上体を前傾させる。両手は腰に当てる。

2 姿勢を保ったまま、左足を左側へ一歩踏み出し、続いて右足を左へ一歩寄せる。

3 姿勢を保ったまま、右足を右側へ一歩踏み出し、続いて左足を右へ一歩寄せ、❶の姿勢に戻る。

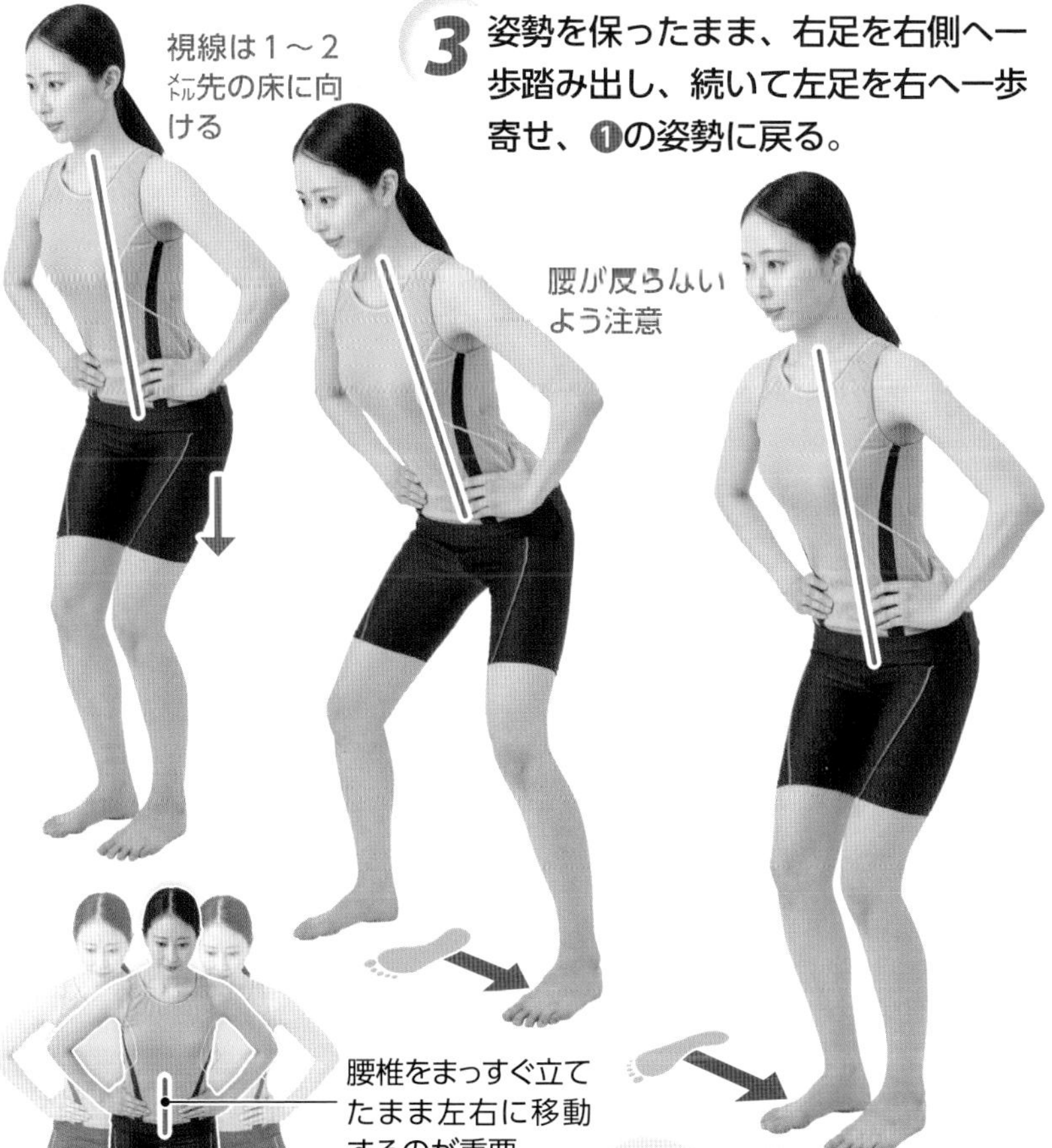

背すじを伸ばす

視線は1～2メートル先の床に向ける

腰が反らないよう注意

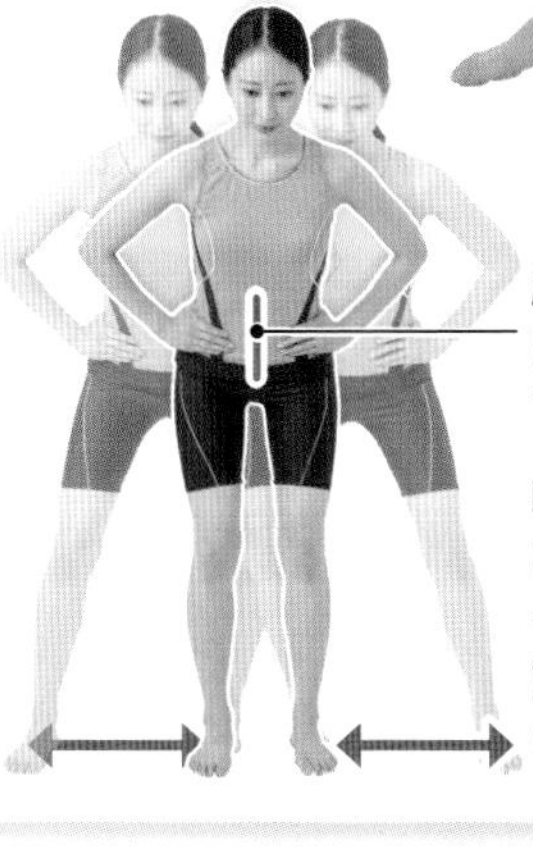

腰椎をまっすぐ立てたまま左右に移動するのが重要

軽くスクワットしたまま、ゆっくりと左右に移動してはもとの位置に戻る

❶～❸を10回行って1セット
約1分

1日
2～3セット
が目安

昼 体幹を安定させたまま胸椎を屈曲させて腰椎の椎間関節・脊柱管の負担を除く「背中丸めストレッチ」

日中、立ち歩いて活動していると腰椎（背骨の腰の部分）にはずっと縦方向の負担が加わりつづけ、椎間（椎骨と椎骨の間）が狭まりがちです。さらに、反り腰のクセのある人は時間経過とともに反りも強まってくるため、腰椎後部の椎間関節や脊柱管にかかる負担が大きくなり、腰痛が強まります。**「背中丸めストレッチ」**は、仕事やゴルフなどで立ち歩いた後に腰掛けたままでもできる1分ほぐしです。坐骨（骨盤の左右最下部のとがった部分）がイスの座面に当たるようにして、骨盤を立てて腰掛けることで、腰椎がぐらつかずに体幹（胴体）を安定させることができます。この姿勢のまま**両腕を前方に伸ばすと胸椎（背骨の胸の部分）を無理なく屈曲させることができ、胸椎に引かれて腰椎の後部も伸び、椎間関節や脊柱管に蓄積した負担を除いてリセットすることができます。**脊柱管が広がり、脊柱管狭窄症の改善にも有効です。さらに**「胸椎胸郭ストレッチ」**（105ページ）も合わせて行い、胸椎を柔軟にしましょう。

昼

背中丸めストレッチ

1 イスに浅く腰掛けて背すじを伸ばす。両足は腰幅に開く。

骨盤を立てて、背すじを伸ばす

2 口から息を吐きながら、両手を組んで前方に伸ばし、ゆっくりと背中を丸める。伸ばし切ったところで、鼻から息を吸う。

3 口から息を吐きながら、ゆっくりと❶の姿勢に戻る。

顔を両腕の間に入れる

胸椎

胸椎を伸ばすと腰椎も伸びる

ヘソを引き込むようにおなかをへこませる

腰椎

坐骨

肩甲骨を広げるようにする

ここに注意！

背中を丸めるときは、坐骨（骨盤の左右最下部のとがった部分）を支点として、骨盤が前傾も後傾もしないようにまっすぐに立てるよう意識しましょう。

● 「胸椎胸郭ストレッチ」（105ページ）も行い、胸椎を柔軟にする

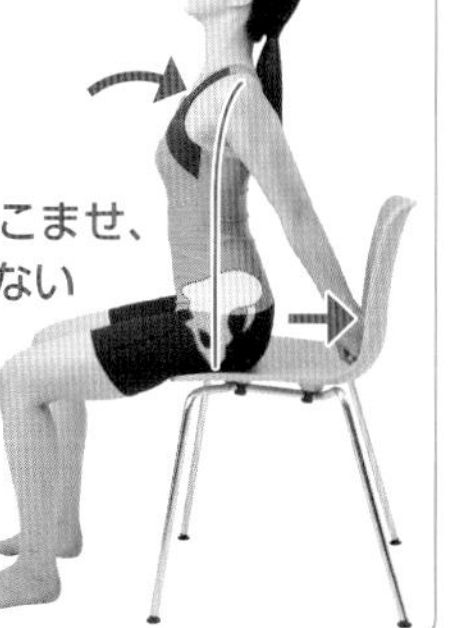
おなかをへこませ、腰は反らさない
胸椎を柔軟にして腰椎の反りすぎを軽減

❶〜❸を3〜5回行って1セット

約1分

1日2〜3セットが目安

昼 反り腰のクセを正して腰痛が和らぐと好評！片足立ちで腰を丸めながら行う「前ももストレッチ」

太もも前面のクアド（大腿四頭筋）が硬いと、骨盤を前傾する（前に倒す）力が働いて反り腰になり、腰椎（背骨の腰の部分）後部の椎間関節や脊柱管に大きな負担がかかります。1分ほぐし**「前ももストレッチ」**で、クアドを伸ばして柔軟にしましょう。クアドが硬い人は足首を引くときに腰が反りがちなので、しっかりとおなかをへこませ、やや腰を丸めるようなつもりで行うのがコツです。

前ももストレッチ

❶右手でしっかりしたイスの背や手すりにつかまり、左手で左足の足首をつかむ。
❷口から息を吐きながら、ゆっくりと足首を引っぱり、かかとをお尻に近づける。
❸その姿勢のまま15～20秒、自然呼吸を続け、ゆっくりと足を下ろす。

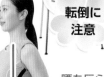

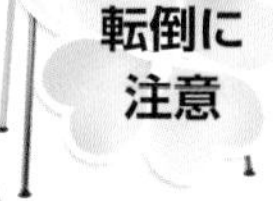

腰を反らさずやや丸めるようなつもりで

ヘソを引き込むようにおなかをへこませる

手が届かない場合、ひざがあまり曲げられない場合などは足首にタオルをかけて引っぱる

❶～❸を左右1回ずつ行って1セット 約1分

第8章

1分ほぐし症例集

椎間板ヘルニア・脊柱管狭窄症・側弯・椎体骨折・椎間関節性の腰痛・坐骨神経痛が続々改善・解消！手術を回避！背すじが伸びた！

変性後側弯症で固定術をすすめられたが1分ほぐしで姿勢がよくなり40年来の腰痛が軽減。身長が伸びた

兵庫県に住む三木和子(みきかずこ)さん（仮名・74歳）は65歳から5年間、外国語大学の第二部で英米文学を学んだ意欲あふれる女性です。ところが在学中、学生対象の健康診断で姿勢が悪いことを指摘され、その後地元の病院で検査したところ、背骨がねじれるように曲がる**変性後側弯症(こうそくわんしょう)**[*]と診断されました。三木さんは30代のころから**腰椎椎間板(ようついついかんばん)ヘルニア**をくり返しており、腰痛・坐骨(ざこつ)神経痛に40年近く悩まされてきました。その間に椎間板の変性が進み、背骨の後弯変形と側弯が進んだと考えられます。

近くの整形外科を受診したら、背骨の曲がりを正してボルトで固定する**固定術（139ページ参照）をすすめられました**。どうしても手術はさけたいと考えた三木さんは、病院をいくつも訪ねましたが、どこでも固定術をすすめられるばかりでした。

あるとき、娘さんから私がすすめる運動療法の情報を得て「手術を回避できるかもしれない」と考えた三木さんは、担当医に紹介してもらい、徳島大学病院を受診。診

＊加齢により椎間板が変性してゆるみ、背骨がねじれるように曲がる側弯症のうち、後ろと左右に曲がっているもの。

察の結果、ピラティスを取り入れた運動療法「1分ほぐし」で改善が望めると診断し、関連病院の稲次病院（徳島県）に4週間のリハビリ入院となりました。

理学療法士の指導のもと、呼吸法からレッスンを開始。三木さんは20年ほどヨガを続けていましたが、ピラティスをもとにした運動療法は初めてで、最初は正しい姿勢を取るだけでも苦労しました。しかし、1週間を過ぎたころには正しい姿勢を維持できるようになって、**腰痛や坐骨神経痛が軽減**。胸椎（きょうつい）が伸びる気持ちよさを感じられるようになりました。退院時には当初とは比べものにならないほど背すじが伸びて背が2㌢高くなり、周囲の人たちに驚かれたとのこと。確かに、退院1ヵ月後の診察時には、別人のような姿勢のよさに驚いたものです。

現在は月に1度、住まいのある兵庫県から徳島県まで通院し、自宅で続けている1分ほぐしの成果をチェックしています。成績は上々で、**腰椎（背骨の腰の部分）に負担をかけない姿勢や動作が身につき、痛みが少なく過ごすことができています。**

三木さんの姿勢の変化

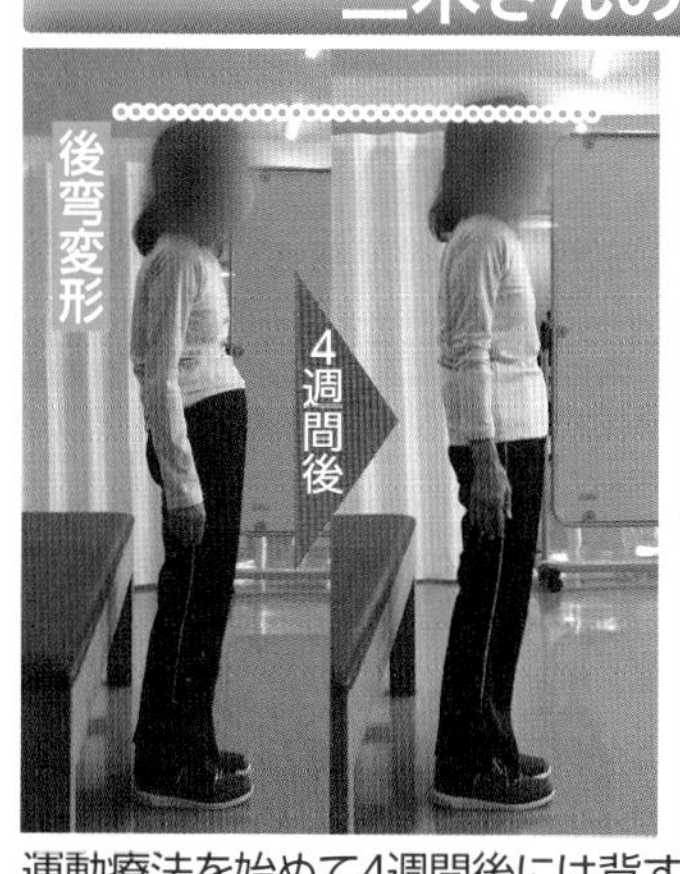

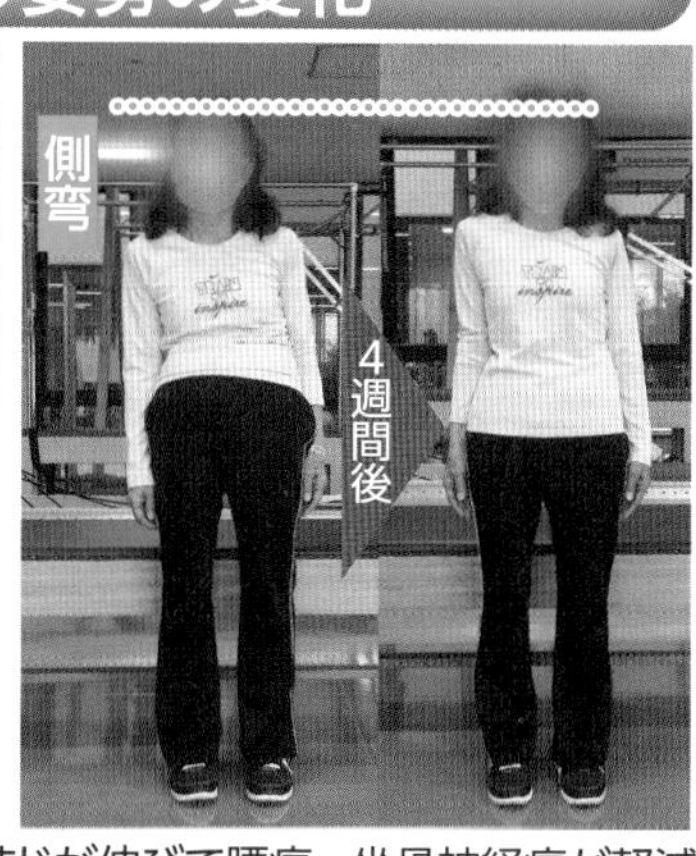

運動療法を始めて4週間後には背すじが伸びて腰痛・坐骨神経痛が軽減

＊写真協力：稲次病院（徳島県）

杖をついても外出がままならなかったが1分ほぐしで坐骨神経痛が消え杖いらず！手術も回避！姿勢が見違えるほど若返り軽快に歩ける

東京都に住む島崎進さん（仮名・75歳）は**腰部脊柱管狭窄症**と**腰椎椎間板ヘルニア**を併発しており、下肢の坐骨神経痛に悩まされてきました。近くの整形外科で保存療法（手術以外の治療法）を続けていましたが症状は改善しません。下肢の痛みのため、階段では手すりをつかんでそろそろと上り下り、寝るときはあおむけになると痛みが強まるので**横向きにしか寝られません。**歩いて10分の病院に通うにも杖をついてゆっくり歩き、それも2～3回休まないと歩きつづけられないような**間欠性跛行**（こま切れにしか歩けなくなる症状）で、毎日の生活に大きな不自由を感じていました。

この状況をなんとかしたいと考えた島崎さんは、徳島大学病院を受診。診察の結果、確かに脊柱管狭窄症と椎間板ヘルニアが認められ、手術が妥当な病状でしたが、手術はさけたいという本人の希望もあり、まずは運動療法を試すことにし、ピラティスを取り入れた運動療法「1分ほぐし」が学べる東京のスタジオを紹介しました。

実は島崎さんは、初診の3ヵ月ほど前、私の前著を入手し、ご自身で運動療法を試していたのだそうです。そのセルフケアの効果がなければ、とても徳島まではこられなかっただろうとのこと。したがって、運動療法の効果には信頼を置いていました。

そして、地元東京で2～3週間に1回、1時間のペースで**「あおむけ腰丸め」**（112ページ）などの1分ほぐしを始めました。また、スタジオで撮ってもらったビデオを見ながら自宅でも毎朝40～50分の運動を続けました。すると首が前に出て前かがみだった姿勢がしだいにスッキリと伸び、**1ヵ月後には下肢の痛みが消え、杖が不要になった**のです。開始から4ヵ月たった現在では間欠性跛行の症状も治まり、軽快に歩けるようになって、体重が4キロも減り、見違えるほど若返った印象になりました。初診から4ヵ月後、経過を観察するための診察では驚くほどの回復が見られ、痛みもないことから、当初運動療法で効果がなかった場合に予定していた**手術日程はキャンセル**となりました。

島崎さんの姿勢の変化

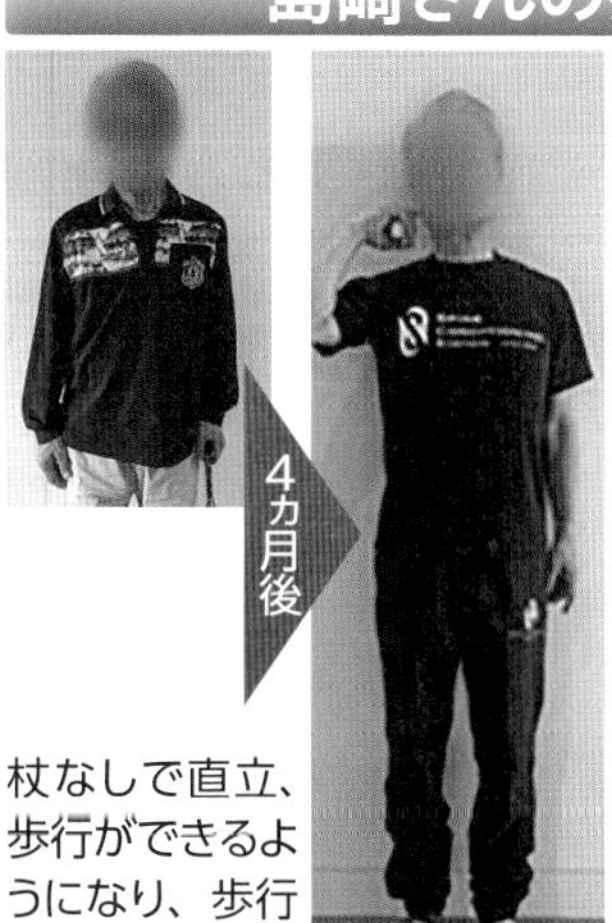

杖なしで直立、歩行ができるようになり、歩行スピードも速くなった

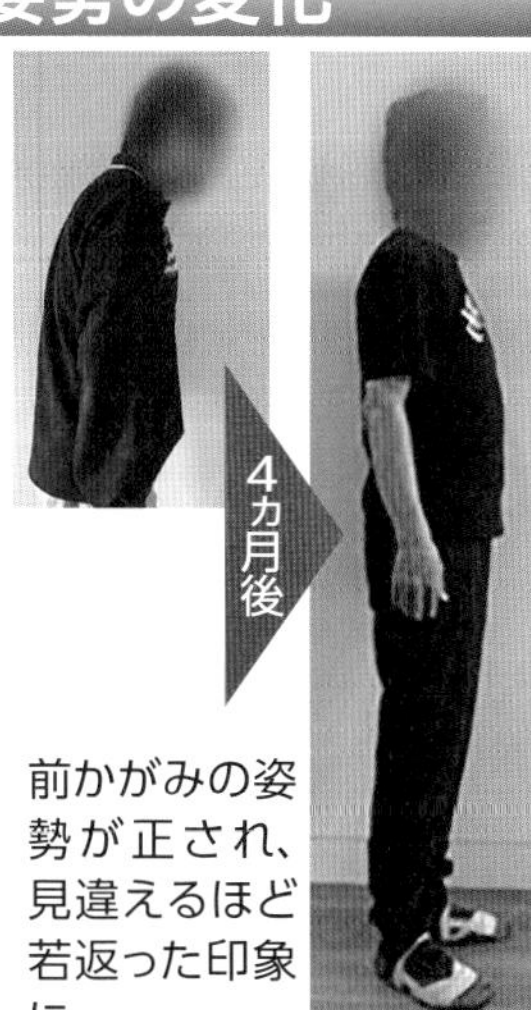

前かがみの姿勢が正され、見違えるほど若返った印象に

＊写真協力：SPINE CONDITIONING STATION（東京都）

椎体骨折からの側弯症で身長が13チセンも縮み椎間関節性腰痛と脊柱管狭窄症を発症したが1分ほぐしで姿勢を正して腰痛・坐骨神経痛が解消

千葉県で寺院を営む池田秀子さん（仮名・78歳）は、13年前、脚立から落ちて腰を傷めました。近隣の病院で腰椎（背骨の腰の部分）の椎体骨折（圧迫骨折）と診断され、そのときは消炎鎮痛薬の湿布で痛みが治まりました。ところが昨年、お寺の庭の清掃中に転倒し、再び腰を傷めてしまったのです。以前の経験から湿布をすれば治ると思ったのですが、**腰痛と下肢痛、下肢のしびれ、間欠性跛行**（こま切れにしか歩けなくなる症状）に悩まされるようになりました。困った池田さんは再び地元の病院を受診。背骨が左右に曲がる**変性側弯症**と診断され、**身長が13チセンも縮んでいる**こともわかりました。背骨の並びを正してボルトで留める**固定術**をすすめられましたが、体にボルトを入れるのはさけたいと、手術を受ける決心がつかないでいました。

そんなとき私が出演したテレビ番組を見て、運動療法で治療できるのではと考えた池田さんは、私の東京での診療先（東京腰痛クリニック）のセカンドオピニオン外来

池田さんの姿勢の変化

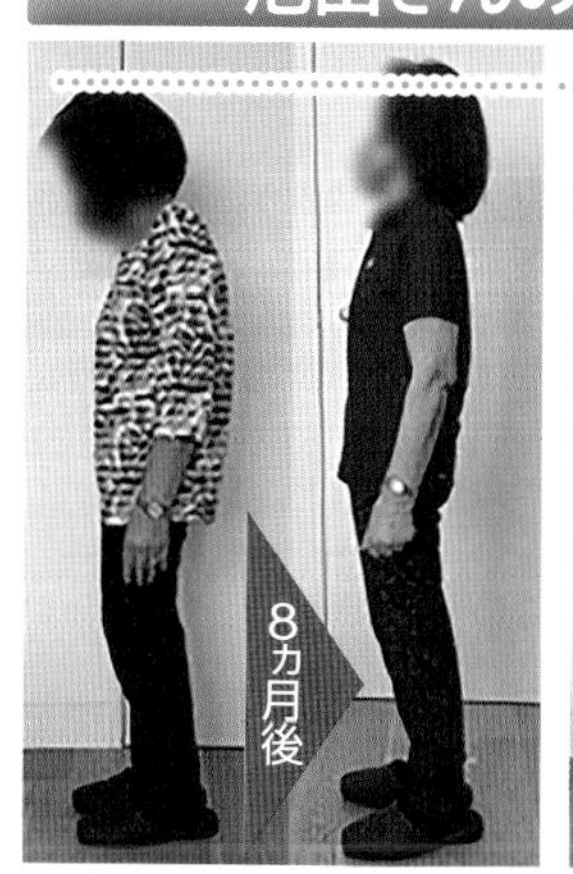

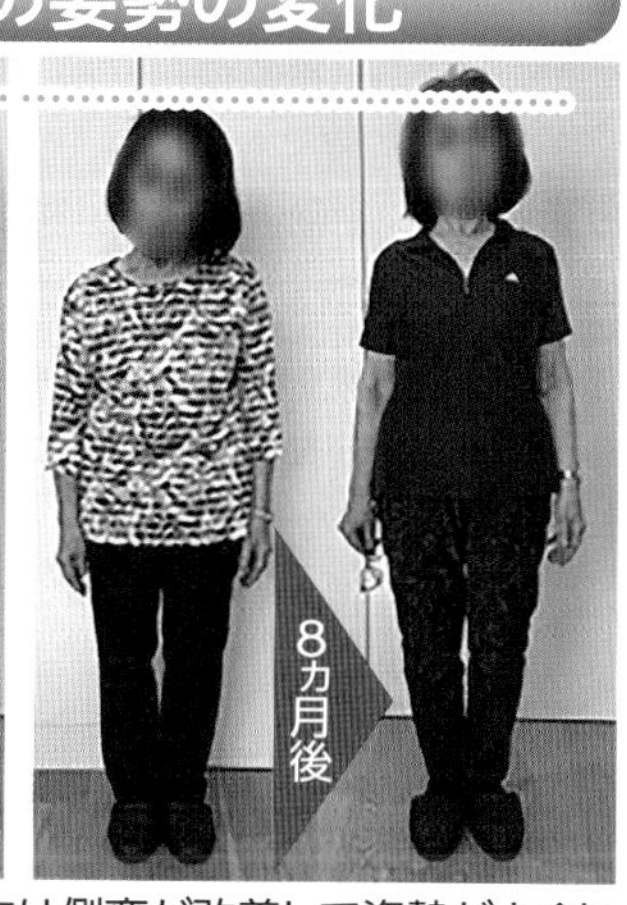

運動療法を始めて8ヵ月後には側弯が改善して姿勢がよくなり、腰痛・坐骨神経痛・間欠性跛行が軽快

を受診しました。問診と身体検査、検査画像を精査した結果、側弯症がもとで第4・第5腰椎間の右側の椎間関節に炎症が起こり、**椎間関節性腰痛**と**腰部脊柱管狭窄症**が生じていると診断でき、運動療法で姿勢を正せば腰痛や間欠性跛行の改善が望める病状と考えられました。池田さんに「痛みは薬で一時的に緩和できるが、根本的な治療には姿勢の改善が不可欠」と説明し、ピラティスを取り入れた運動療法「1分ほぐし」を指導する東京のスタジオを紹介しました。

池田さんの自宅からスタジオまでは片道3時間かかりますが、手術をさけたい一心で月2回通いました。**「ラットストレッチ」**（114ジペー）などの1分ほぐしの指導を受け、自宅でも続けた結果、**1ヵ月ほどで姿勢が正され、身長が高くなって痛みも改善**。

8ヵ月後の今は腰椎に負担をかけない体の使い方を体得し、**腰痛も足のしびれも消えて以前のように歩ける**ようになりました。長時間歩いて少し腰痛が出ても、1分ほぐしをすれば治まってしまうとのこと。この調子で**一生手術を回避していきたい**と考えているそうです。

＊写真協力：SPINE CONDITIONING STATION（東京都）

脊柱管狭窄症の手術後に腰痛・坐骨神経痛が再発。衰えた筋肉が1分ほぐしで強まり痛みも腰曲がりも全快

吉川敦子さん（石川県・68歳）は56歳のとき**腰部脊柱管狭窄症**で手術を受けました。しかし、術後3ヵ月で再び**腰痛**と**坐骨神経痛**に悩まされるようになり、薬物療法やブロック注射などを試しても効果がなく、痛みをかばうために腰が曲がった姿勢になってしまいました。

そんなとき私が出演したテレビ番組を見て、徳島大学病院を受診。そのときは、長く続いた痛みで体を動かせなかったために体中の筋肉が衰えていました。これでは腰椎を安定させる姿勢を維持できないので、関連病院の稲次病院（徳島県）に2週間のリハビリ入院となりました。

そこでピラティスを取り入れた運動療法「1分ほぐし」を学んだところ、退院時には見事に**腰が伸びた姿勢に一変**し、**腰痛・坐骨神経痛が解消。**今では自宅でエクササイズをしたり、プールに通ったりして、元気に過ごしているそうです。

＊協力：稲次病院（徳島県）

どの治療法を試しても引かなかった腰痛・坐骨神経痛が、1分ほぐしで腰椎に負担をかけない体の使い方を学んだら軽快

笹野優子さん（長崎県・仮名・77歳）は5年前に**腰部脊柱管狭窄症**と診断されて以来、**腰痛・坐骨神経痛**に悩み、ブロック注射、漢方薬、鍼治療など、さまざまな治療法を試してきました。手術だけはさけたいと病院もいくつか替えましたが、症状は悪化する一方で、家事に支障が出るようになっていました。

情報収集するうちに私の著書で運動療法の効果を知った笹野さんは、ピラティスを取り入れた「1分ほぐし」を学ぶため、関連病院の稲次病院に20日間のリハビリ入院をしました。

体幹（胴体）を鍛え、腰椎に負担をかけない体の動かし方をしっかりと学んだ結果、**退院時には痛みがほとんどなくなりました。**現在は、1日の終わりには腰に痛みを感じるものの、就寝前の1分ほぐしで姿勢をリセットするのを日課として、悪化することなく過ごせるようになったということです。

＊協力：稲次病院（徳島県）

脊柱管狭窄症の手術後に1分ほぐしで体幹を鍛え、腰椎を安定させてすべり症からくる狭窄症の再発を回避

佐藤久子さん（徳島県・仮名・84歳）は、70歳ごろから母親の介護を担い、そのせいもあって腰痛に悩んできました。数年前に痛みで歩けなくなったため、徳島大学病院を受診。診察の結果は**腰部脊柱管狭窄症**で、2年前、第4・第5腰椎間の除圧術（137ページ参照）を行いました。

経過は順調で痛みは解消、翌日には歩けるようになりましたが、佐藤さんは椎骨が前後にずれる**すべり症**でもあり、放置すれば再び脊柱管が狭窄し、固定術が必要となる恐れが生じます。そこで、関連病院の美摩病院（徳島県）で徳島大学病院式1分ほぐしの運動療法を始め、様子を見ることになりました。

運動を始めると、**腰椎が体の芯から安定してくる実感**があり、これ以上の手術はしなくてすみそうだと希望が持てたとのこと。今は自宅で病院で撮ってもらった動画を見ながらの1分ほぐしを日課として、元気に過ごしています。

＊協力：美摩病院（徳島県）

第9章

腰痛・坐骨神経痛の手術の受けどきと椎間板ヘルニア・脊柱管狭窄症が局所麻酔で治せる最先端の新手術

椎間板性腰痛・モディック変化・バーストラップ痛も内視鏡手術の時代に

下肢のマヒや排尿・排便障害があれば緊急手術が必要で、間欠性跛行で数十メートル歩けないなど私が考える手術の受けどき一覧

腰痛・坐骨神経痛の治療として手術を選択するかどうかは、医師が勝手に決めることではなく、基本的には患者さんの意向が優先です。ただ、痛みやしびれが重篤な場合や、保存療法では改善が見られず日常生活に大きな不便が生じている場合、急いで手術をしないと後遺症が残る恐れがある場合もあります。「手術の受けどき」を逃して悔いを残さないよう、適切な判断が必要です。一方で、最近は、腰椎椎間板ヘルニアや腰部脊柱管狭窄症のほか、椎間板性腰痛、腰椎終板炎（モディック変化）、バーストラップ痛も内視鏡手術が可能となり、患者さんの負担が少なく安全性も高まっていますが、手術は万能の治療法ではなくリスクもあります。

手術を検討するさいは**メリット・デメリットについて医師の説明をよく聞いて理解し、不安や疑問があれば質問し、納得したうえで、患者さん本人がよく考えて決断することが重要**です。手術のタイミングは主に次ページの表の３段階が考えられます。

私が考える手術選択のタイミング3段階

第1段階 患者さん本人の希望により手術を検討する

- 保存療法（薬物療法や運動療法など手術以外の治療法）を3～6ヵ月以上続けても改善が見られず、悪化しつづけている
- 仕事や趣味の活動などが思うようにできずに不便を感じている
- 手術を受けてでもQOL[*1]（生活の質）の改善を望んでいる

➡ 医師と相談のうえ手術を検討する

第2段階 早めの手術を検討する、医師が手術をすすめる

- 重い間欠性跛行（はこう）（こま切れにしか歩けなくなる症状）で100メートルも歩けない
- 下肢（かし）の筋力が低下して10分も立っていられない
- ADL[*2]（日常生活動作）が低下し、日常生活に大きな不便が生じている

➡ 放置すれば病状がさらに進行して第3段階に進む可能性

➡ 医師は早めの手術をすすめる

第3段階 早急に手術を受けるべき段階

- 馬尾（ばび）症候群（踵足（しょうそく）、下垂足（かすいそく）などの下肢の強いマヒ、足底のしびれ、膀胱（ぼうこう）直腸障害）がある

【馬尾】脊髄の下端にある末梢神経の束
【踵足】ふくらはぎに力が入らず爪先立ちができなくなる症状
【下垂足】足首から先を持ち上げることができず、だらんと垂れ下がる症状
【膀胱直腸障害】排尿困難・頻尿・失禁・便秘・便失禁など

➡ 神経障害は刻々と進行するため早急に手術が必要

➡ 馬尾症候群を放置すると手術をしても後遺症が残る可能性が高い

【後遺症】排泄が困難（便意や尿意があっても排泄できない）になる
下肢のマヒが回復せず歩行が困難になる

＊1 QOL=Quality of Life（生活の質）の略。
＊2 ADL＝ Activities of Daily Living（日常生活動作）の略。食事・着替え・移動・排泄・身だしなみを整える・入浴など、日常生活において不可欠な基本的行動。

椎間板ヘルニアの手術は全身麻酔の切開手術が中心だったが、局所麻酔の内視鏡手術「FED」が登場

腰椎椎間板(ようついついかんばん)ヘルニアの手術は、飛び出た椎間板を切除して摘出するものです。従来から行われているのは、全身麻酔で腰部を4〜5センチ切開し、椎弓(ついきゅう)（椎骨の背中側を構成する骨）の一部を削ってヘルニアを切除する「ラブ法[*]（椎間板切除術）」です。

最近はさらに侵襲の低い全内視鏡手術が進化しています。全内視鏡手術のメリットは、切開部が小さく、患者さんの体への負担が少ない点です。全身麻酔で内視鏡を用いて行う「顕微(けんび)内視鏡下椎間板切除術（MED）」では、切開部は16ミリ程度です。

ラブ法やMEDは全身麻酔が必要ですが、**「全内視鏡下椎間板摘出術（FED）」**は、切開部がMEDよりもさらに小さく6〜8ミリで、**局所麻酔で手術可能**です。出血量も少ないため**術後1〜2時間で歩行可能で、入院も短期間（1〜2泊）**ですみます。腰に負担をかけないよう注意すれば、デスクワークなら1週間以内に復帰も可能です。

最近はFEDの普及が進んできましたが、高い技術を必要とする手術なので、執刀

＊ラブ法のうち顕微鏡を用いて行うものを「マイクロラブ法（顕微鏡下椎間板切除術）」という。ラブ法も肉眼で行っていた時代から、拡大鏡、顕微鏡、顕微内視鏡（MED）技術が導入され、かなり低侵襲で行われるようになってきている。

腰椎椎間板ヘルニアの主な手術法

	手術名	内容
全身麻酔	ラブ法（椎間板切除術） マイクロラブ法（顕微鏡下椎間板切除術）	●切開部：4～5センチ 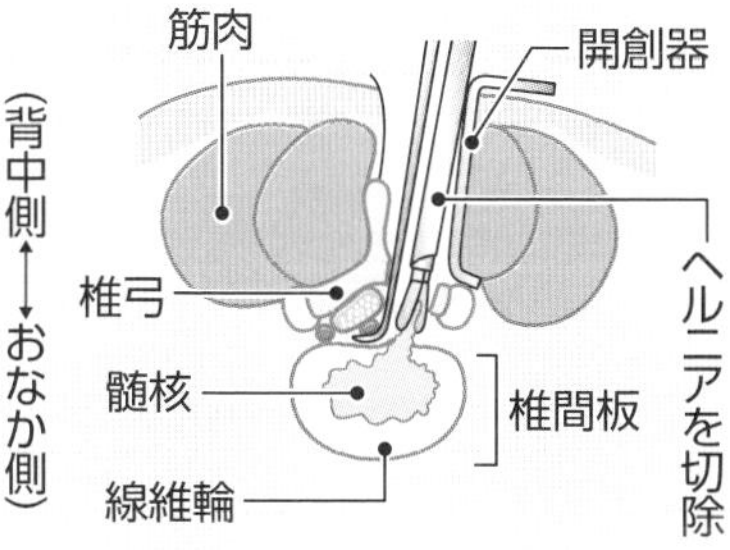 筋肉／開創器／椎弓／ヘルニアを切除／髄核／椎間板／線維輪 （背中側↕おなか側）
全身麻酔	顕微内視鏡下椎間板切除術（MED）	●切開部：約16ミリ 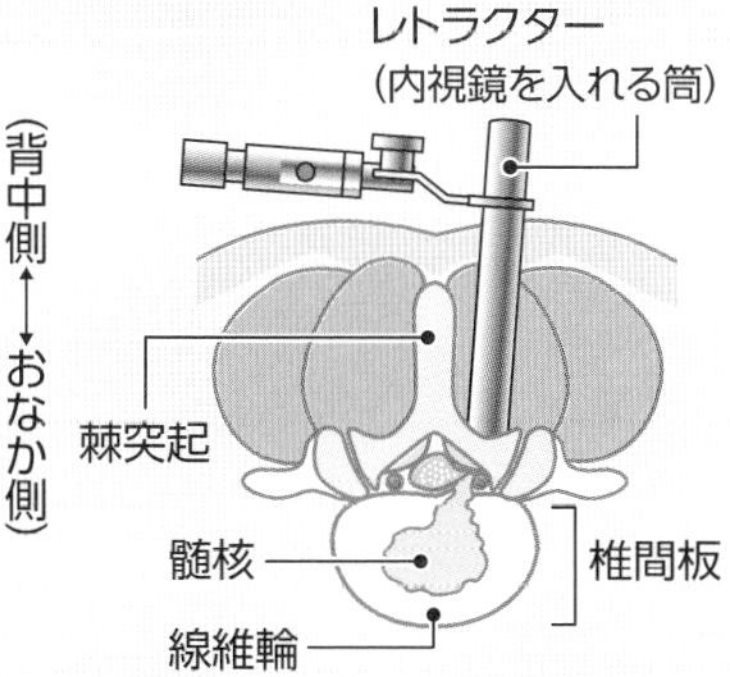 レトラクター（内視鏡を入れる筒）／棘突起／髄核／椎間板／線維輪 （背中側↕おなか側）
局所麻酔	全内視鏡下椎間板摘出術（FED）	●切開部：6～8ミリ 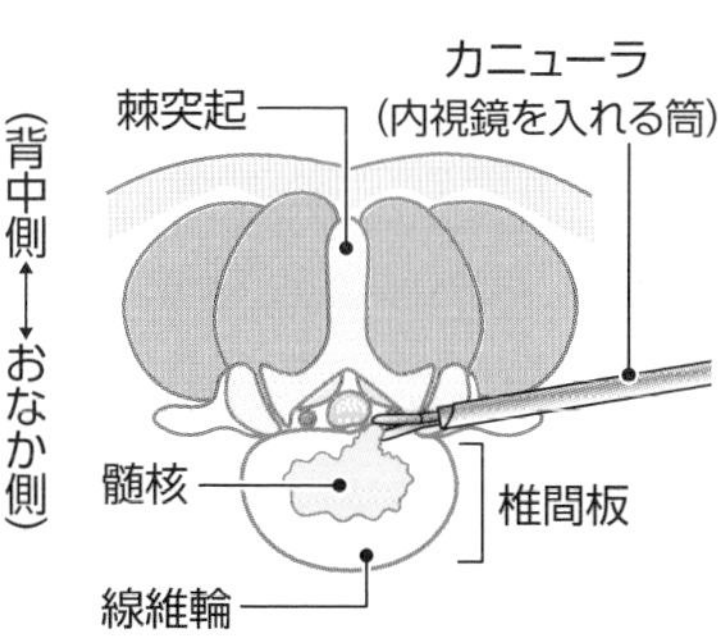 棘突起／カニューラ（内視鏡を入れる筒）／髄核／椎間板／線維輪 （背中側↕おなか側）

できる医師はかぎられます。ＦＥＤでの手術を希望する場合は、日本ＰＥＤ*研究会ホームページ（http://jped.kenkyuukai.jp/）で、認定脊椎（せきつい）内視鏡下手術・技術認定医が在籍する医療機関を検索し、受診するといいでしょう。

スマートフォンなどで二次元コードを読み取ると日本PED研究会のホームページにアクセスすることができます。

＊PED＝経皮的内視鏡下椎間板摘出術（「経皮的」という言葉が手術の実態に即していないため現在はFESS＝全内視鏡下脊椎手術と呼称が改められている）。PED（FESS）のうち腰椎椎間板ヘルニアに対して行われる手術をFEDという。

椎間板ヘルニアの下肢痛で歩行困難のプロゴルファーが局所麻酔の内視鏡手術を受け1分ほぐしを行ったら順調に競技に復帰

プロゴルファーの住田彩さん（仮名・28歳）は左足の強い痛みで近くの整形外科を受診、第5腰椎・仙骨間の**腰椎椎間板ヘルニア**と診断されました。痛みが悪化してほとんど歩けず、大会に参加できなくなりましたが、かといって長期に休むわけにもいきません。そこで体に負担が少なく早期の競技復帰が望める内視鏡手術を希望し、担当医の紹介で徳島大学病院を受診。局所麻酔、8ミリの切開で**全内視鏡下椎間板摘出術（FED）**を行ってヘルニアを摘出。**手術直後には痛みが解消**し歩行も可能になりました。術後リハビリとして、体幹（胴体）を鍛えて腰椎を安定させ、胸椎を柔軟にして、スイング時に腰椎に負担がかからない体の使い方を学ぶため、「1分ほぐし」を実施。術後2ヵ月でゴルフに復帰できました。

住田さんの術前・術後のMRI画像

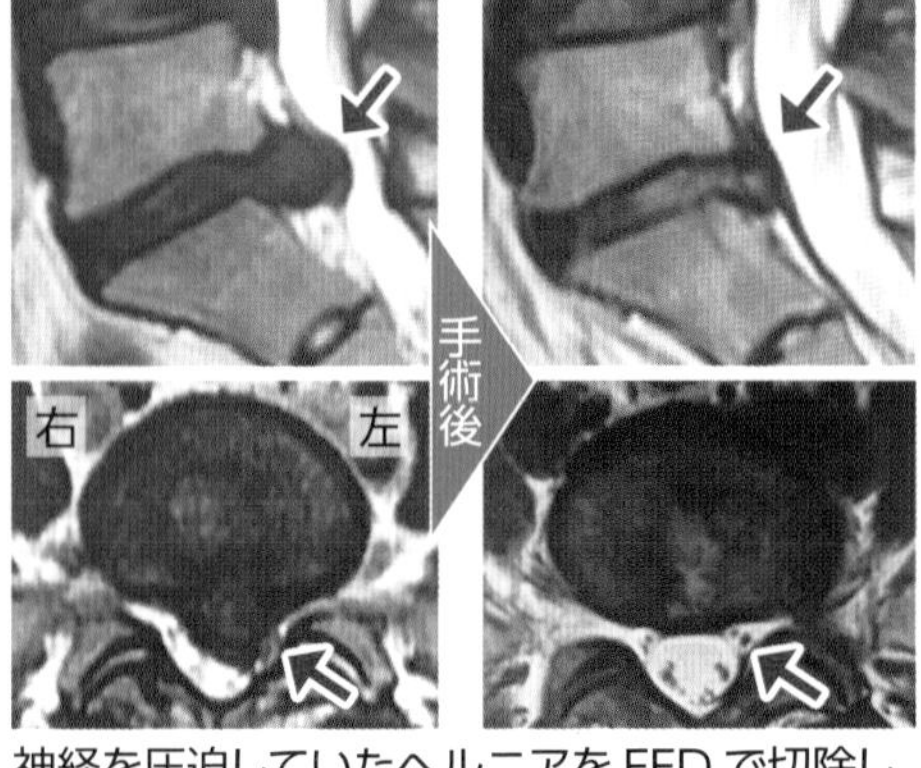

神経を圧迫していたヘルニアをFEDで切除し、強い下肢痛が解消

脊柱管狭窄症も局所麻酔の内視鏡手術を受けられる時代になり、術後すぐ歩ける「FEVF」が注目の的

腰部脊柱管狭窄症の手術には、「除圧術」と「固定術」の2種類があります。除圧術は、脊柱管の狭窄部位を広げて神経への圧迫を取り除く手術。固定術は、除圧術の後にボルトなどで腰椎（背骨の腰の部分）を固定する手術です（固定術については139ジペー参照）。ここでは除圧術について解説します。

除圧術は、患部を見る方法によって❶通常法（腰部の皮膚を切開し患部を肉眼か拡大鏡で目視して手術する）、❷顕微鏡法（腰部の皮膚を切開し医療用の顕微鏡で患部を確認しながら手術する）、❸内視鏡補助MEL法（小さな切開部から円筒形の器具を差し込んで内視鏡を挿入、患部を確認しながら手術する）の3つに大別できます。どの術式でも、神経への圧迫をきちんと取り除くことができれば、結果は良好です。

ただ、これらの手術に共通するのは、全身麻酔が必要であることです。高齢者や循環器・呼吸器などに持病のある人は、全身麻酔での手術は体力的に耐えられないと判

断されたり、術中・術後に心筋梗塞、肺炎といった合併症を招く恐れがあるとされたりして、手術が受けられない場合がありました。私が開発した**「全内視鏡下腹側椎間関節切除術（FEVF）」**は、**局所麻酔で手術が可能**なので、全身麻酔ができない人にも適用できます。わき腹の斜め後方を小さく切開して直径約8ミリの細い管を入れ、そこから内視鏡を挿入して、患部を確認しながら、小さな器具で神経を圧迫している骨や靭帯（骨と骨をつなぐ丈夫な線維組織）を削り取ります。わき腹からアプローチするので神経に直接触れないというメリットがあります。切開部がごく小さく体への負担が少ないので、手術当日から歩くことが可能で、入院期間も短くてすみます。ただし技術的な難易度が高いため、この*手術ができる医師は日本でも少数です。

脊柱管狭窄症の局所麻酔の新内視鏡手術「FEVF」

(背中側)
神経根
脊柱管
内視鏡
馬尾
直径8ミリの管
椎間板
(おなか側)

●FEVFのメリット

- 局所麻酔なので、全身麻酔ができない高齢者なども手術可能
- 全身麻酔の影響による術後の合併症の危険が減る
- 傷口が小さいため体への負担が小さく、手術当日から歩行可能
- 手術中も患者さんに意識があるため、神経を傷つけてしまう可能性が減る
- 手術中に呼吸を補助するための気管内挿管が不要
- 入院期間が短くてすむ（近隣の人は翌日退院可能。遠方でも４～５日で退院可能）

●FEVFのデメリット

- 高度な技術が必要で、熟練したごく一部の医師でないと手術が行えない
- 手術の適用が限られる（脊柱管の狭窄が神経周囲だけの場合に限定。神経根型は手術できるが馬尾型は不可）
- １回に手術できるのは１つの椎間のみ

＊FEVF手術を実施している主な医療機関と医師（敬称略）：徳島大学病院（西良浩一、山下一太、手束文威、森本雅俊、杉浦宏祐）、徳島県立三好病院（酒井紀典、西良浩一）、阿南医療センター（前田徹、西良浩一）、徳島県鳴門病院（千川隆志、西良浩一）、順天堂大学（尾原裕康）、東京脊椎クリニック（梅林猛、西良浩一）、東京慈恵会医科大学附属病院（川村大地）、松山市民病院（寺井智也）、仙台西多賀病院（山屋誠司）、名古屋市立大学病院（八木清）、兵庫医科大学病院（木島和也）、高知近森病院（井ノ口崇）、函館五稜郭病院（藤本秀太郎）、彦根市立病院（小川貴大）、旭川医科大学（水谷幸三郎）、高知くぼかわ病院（公文雅士）、神戸大学（神田裕太郎）

すべり症や側弯症を伴う脊柱管狭窄症は多くは脊柱管を広げる「除圧術」でよくなるが腰椎が著しく不安定なら「固定術」を検討

脊柱管狭窄症の固定術

ボルトをロッドで連結して固定
椎間板にスペーサーを入れて、背骨のゆがみを正す
ボルト
(おなか側⟷背中側)

腰部脊柱管狭窄症(せきちゅうかんきょうさく)は除圧術(137ジペー参照)で脊柱管を広げれば神経への圧迫が取り除かれ、腰痛や坐骨神経痛(ざこつ)が緩和されます。しかし**腰椎すべり症**[*1](ようつい)や**変性側弯症**[*2](そくわん)で腰椎(背骨の腰の部分)が非常に不安定な場合、除圧術の後、腰椎をチタンなどの金属製のボルトで固定する**「固定術」**が行われることがあります。腰椎が不安定なまま除圧術で脊柱管を広げても、体を動かすと椎骨(ついこつ)がずれ、再び脊柱管が狭窄してしまうからです。ただ、固定した部位では椎骨が動かないため狭窄は起こらなくなりますが、隣接する部位に負担が集中し、術後数年のうちにその部位が狭窄するケースも少なくありません。このような隣接障害防止のため、徳島大学病院では、固定した腰椎の安定性向上と胸椎の可動性を出して腰椎を保護することを目的に、運動療法に重点を置いています。固定術を選択する場合は、医師の説明を受けてメリットとデメリットを理解したうえで、慎重に判断すべきです。

＊1 椎間板が加齢により変性してゆるみ、椎骨どうしが前後にずれる病気。
＊2 椎間板が加齢により変性してゆるみ、背骨が左右に曲がったりねじれたりする病気。

椎体骨折から脊柱管狭窄症を起こし左下肢痛が残存。高齢で心臓病があり手術をあきらめていたが局所麻酔の内視鏡手術は受けられ4年来の痛みが消失

斉藤さんの術前・術後の検査画像

3次元CT　矢状CT

手術後

3次元CT　矢状CT

第４腰椎の関節に生じた骨棘を内視鏡手術で切除し、下肢痛が解消

斉藤史恵さん（仮名・89歳）は４年前に第３腰椎の椎体骨折が起こり、体幹装具などの保存療法で腰痛は解消したものの椎体はつぶれたままくっつき、左足に強い痛みが残りました。しかし高齢で心臓病の持病があるため**全身麻酔の手術ができず**、鎮痛薬を飲み、痛みに耐えて生活するしかありませんでした。

あるとき、当院では高齢で持病があっても局所麻酔で手術が可能と知り受診。第３・第４腰椎間の椎間孔が狭窄した**腰部脊柱管狭窄症**で、第４腰椎の関節に骨棘＊が生じて神経根を圧迫していることが判明しました。局所麻酔で８ミリ切開の内視鏡手術を行い、神経を圧迫していた骨棘を切除した結果、手術直後には、**４年間苦しんだ下肢痛から解放**されました。

＊関節部の骨が刺激を受けて反応し、増殖してとげ状になったもの。

すべり症と脊柱管狭窄症による間欠性跛行に悩んだが内視鏡で行う固定術で痛みが消失、1分ほぐしを行い3週間後には仕事に復帰できた

関さんの術前・術後の検査画像

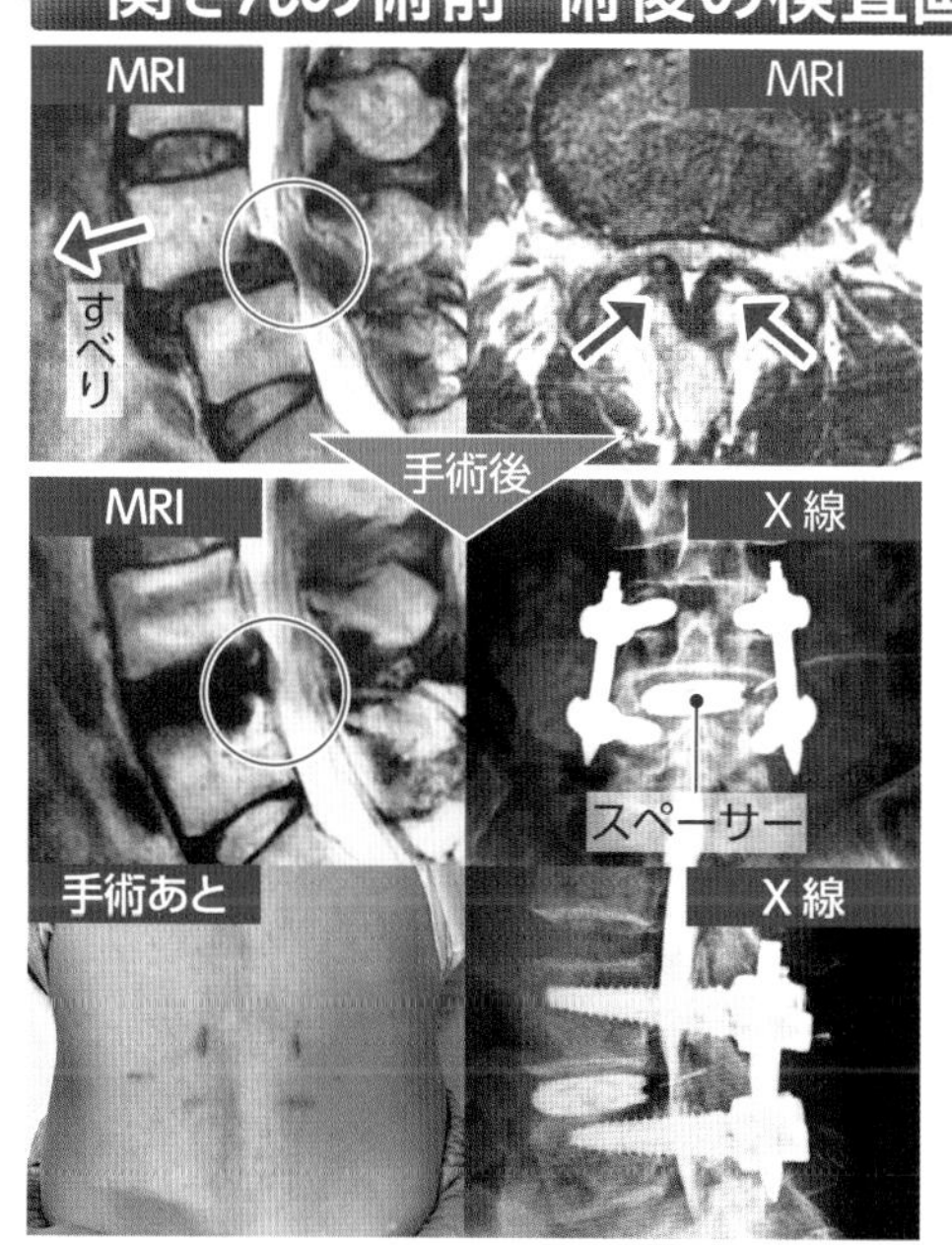

第４・第５腰椎間をボルトで固定してスペーサーを入れ、椎間が広がり、脊柱管も広がった。手術あとは小さく２ヵ月後にはあまり目立たない

体育教師の関和美さん（仮名・57歳）は数年前から下肢の痛みで間欠性跛行（こま切れにしか歩けなくなる症状）になり、仕事や家事に支障をきたしていました。担当医に**腰椎すべり症**で**固定術が必要**といわれ、当院を紹介されて受診。第４腰椎が強くすべり、そのため第５腰椎との間で**脊柱管が狭窄**していました。学校が夏休みに入ったところで**内視鏡による低侵襲固定術**（FE・KLIF）＊を行い、術後まもなく**症状が消失**。その後3週間「1分ほぐし」でリハビリを行い、夏休み明けには仕事に復帰することができました。

＊FE-KLIF＝Full-Endoscopic Trans-Kambin Lumbar Interbody Fusion（全内視鏡下トランスカンビン腰椎椎体間固定術）。背中を小さく切開して椎骨をボルトで固定。その後内視鏡を用い、椎骨側面上端と神経根の間のすきまから手術器具を入れてすべりを戻し、椎間板にスペーサーを入れる。

おわりに

腰痛・坐骨神経痛の診療で**最も大切なこと**、それは**「問診」**にほかなりません。痛みを起こしている本当の原因を見定めないかぎり、根本的な治療ができないからです。

日常生活の**どんな場面でどこがどのように痛むのか**、患者さんの訴えを丁寧に聞いていると、痛みを実際に起こしている本当の原因やその部位がおぼろげながら見えてきます。その部位にねらいを定めてＭＲＩ（磁気共鳴断層撮影）検査やブロック注射を行うと、患部の炎症や神経圧迫、痛みの変化などが確認され、正確な診断につながります。正確な診断がついて初めて、的確な治療を選択できるようになるのです。

レントゲンやＭＲＩを標準的な方法でのみ撮影し、痛み止め中心の治療だけに終始していては、腰痛も坐骨神経痛もいつまでたってもよくなりません。

だからこそ必要なのは、**専門医の診察**です。整形外科には、**「脊椎脊髄病医」など脊椎専門の医師の資格**がいくつかあります。腰痛や坐骨神経痛がよくならないときは、背骨の病気を診る専門医を受診するといいでしょう。**原因を特定**し、**運動療法の適応**や**手術の適否**などを的確に判断してくれるはずです。

そのうえでぜひ試してほしいのが、**「1分ほぐし」**です。本書の1分ほぐしは、徳島大学病院や関連病院で実際に患者さんに指導している内容から、一般の方でも無理なく行えて効果的なエクササイズを厳選したものです。

1分ほぐしを正しく行えば、腰椎(ようつい)に過度の負担をかけていた不適切な姿勢や動作が是正され、正しい体の動かし方が自然と身についていきます。筋トレなどと違って、頑張りは一切いりません。**腰椎に負担をかけない姿勢や動作を正しく行うだけ**でいいのです。

そうして1分ほぐしを**数日、数週間、数ヵ月**と続けていくうちに、それまであなたを苦しめていた患部の炎症や神経圧迫がしだいに除かれ、足腰の痛みやしびれが徐々に軽減してくるはずです。**効果を感じたら、さらに継続**です。それまで痛みのせいでできなかったこと、例えば、**仕事やスポーツ、家事や外出などが少しずつできるようになってきます。**本書で紹介した症例のように、**曲がっていた背すじがピンと伸びて、姿勢が見違えるように若々しくなる**人も珍しくありません。

運動療法には、そのくらい**大きな効果と可能性**があります。本書を通して、一人でも多くの人が**つらい腰痛や坐骨神経痛の連鎖を断ち切り、「いつまでも元気に動ける体づくり」を実現**していただければ、脊椎専門医としてこれほどうれしいことはありません。

みなさんの一日も早いご回復を祈っています。

徳島大学医学部運動機能外科学(整形外科)教授　西良浩一

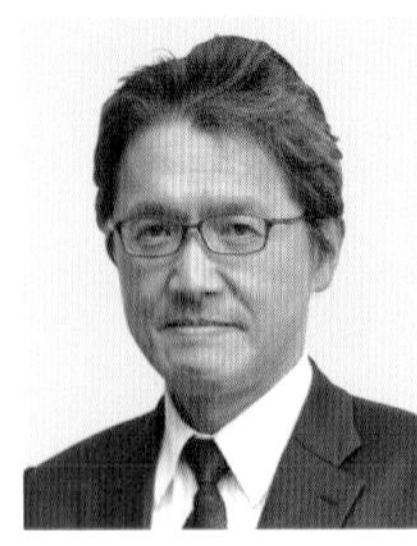

著者

西良浩一 （さいりょう こういち）

徳島大学医学部運動機能外科学（整形外科）教授
徳島大学病院副病院長

1988年、徳島大学医学部卒業。1994年、徳島大学大学院医学博士。米国アイオワ大学、米国トレド大学に留学。1999年、徳島大学医学部整形外科講師、2010年、帝京大学医学部附属溝口病院整形外科准教授を務め、2013年に徳島大学医学部運動機能外科学（整形外科）教授に就任。

日本整形外科学会理事、日本脊椎脊髄病学会理事、日本腰痛学会理事、日本整形外科スポーツ医学会副理事長、日本低侵襲脊椎外科学会代表幹事などの国内の要職歴任のほか、国外では、国際腰椎学会（ISSLS）メンバー、国際脊椎内視鏡外科学会（ISESS）メンバー、国際低侵襲脊椎外科学会（ISMISS）アジア代表幹事などの要職を歴任。

局所麻酔下で行う最小侵襲の脊椎内視鏡手術の新術式を次々に開発。丁寧な問診による原因究明診断と、ピラティスを応用した運動療法の研究に定評があり、Best Doctors in Japanに16年連続で選出。プロ野球選手、五輪選手など数多くのトップアスリートの腰痛診療を手がける。その活動は、2019年にNHK「プロフェッショナル仕事の流儀」にも取り上げられた。専門医向けの共著書多数。

運動を頑張らなくても
腰痛 坐骨神経痛がみるみるよくなる１分ほぐし大全

2024年 7月9日　第1刷発行
2024年10月31日　第4刷発行

著　　者　西良浩一
運動指導　藤谷順三（徳島大学医学部地域運動器・スポーツ医学特任准教授・健康運動指導士）
　　　　　本橋恵美（コンディショニングトレーナー）
編 集 人　飯塚晃敏
編　　集　わかさ出版
編集協力　酒井祐次　瀧原淳子（マナ・コムレード）
装　　丁　下村成子
イラスト　前田達彦　マナ・コムレード
撮　　影　小野正博（fort）
モ デ ル　Alisa
発 行 人　山本周嗣
発 行 所　株式会社文響社
　　　　　ホームページ　https://bunkyosha.com
　　　　　メール　info@bunkyosha.com
印刷・製本　株式会社光邦

ISBN 978-4-86651-803-9

本書は専門家の監修のもと安全性に配慮して編集していますが、本書の内容を実践して万が一体調が悪化する場合は、すぐに中止して医師にご相談ください。また、体調や疾患の状態には個人差があり、本書の内容がすべての人に当てはまるわけではないことをご承知おきのうえご覧ください。本書の内容は発行日時点の情報に基づいています。